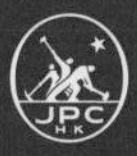

JPC

中華文化基本叢書

白巍　戴和冰　主編

05

TRADITIONAL CHINESE MEDICINE

中國醫藥 自然之道

崔錫章　著

總　序

時下介紹傳統文化的書籍實在很多，大約都是希望通過自己的妙筆讓下一代知道過去，了解傳統；希望啓發人們在紛繁的現代生活中尋找智慧，安頓心靈。學者們能放下身段，走到文化普及的行列裏，是件好事。《中華文化基本叢書》書系的作者正是這樣一批學養有素的專家。他們整理體現中華民族文化精髓諸多方面，取材適切，去除文字的艱澀，深入淺出，使之通俗易懂；打破了以往寫史、寫教科書的方式，從中國漢字、戲曲、音樂、繪畫、園林、建築、曲藝、醫藥、傳統工藝、武術、服飾、節氣、神話、玉器、青銅器、書法、文學、科技等內容龐雜、博大精美、有深厚底蘊的中國傳統文化中擷取一個個閃閃的光點，關照承繼關係，尤其注重其在現實生活中的生命性，娓娓道來。一張張承載著歷史的精美圖片與流暢的文字相呼應，直觀、具體、形象，把僵硬久遠的過去拉到我們眼前。本書系可說是老少皆宜，每位讀者從中都會有所收穫。閱讀本是件美事，讀而能靜，靜而能思，思而能智，賞心悅目，何樂不爲？

文化是一個民族的血脈和靈魂，是人民的精神家園。文化是一個民族得以不斷創新、永續發展的動力。在人類發展的歷史中，中華民族的文明是唯一一個連續五千餘年而從未中斷的古老文明。在漫長的歷史進程中，中華民族勤勞善良，不屈不撓，勇於探索；崇尚自然，感受自然，認識自然，與自然和諧相處；在平凡的生活中，積極進取，樂觀向上，善待生命；樂於包容，不排斥外來文化，善於吸收、借鑒、改造，使其與本民族文化相融合，兼容並蓄。她的智慧，她的創造力，是世界文明進步史的一部分。在今天，她更以前所未有的新面貌，充滿朝氣、充滿活力地向前邁進，追求和平，追求幸福，勇擔責任，充滿愛心，顯現出中華民族一直以來的達觀、平和、愛人、愛天地萬物的優秀傳統。

什麼是傳統？傳統就是活著的文化。中國的傳統文化在數千年的歷史中產生、演變，發展到今天，現代人理應薪火相傳，不斷注入新的生命力，將其延續下去。在實踐中前行，在前行中創造歷史。厚德載物，自強不息。是爲序。

湯一介

序

技精德馨話中醫
——一條追尋人類健康的漫長道路

中華民族歷史悠久，是世界上最早的文明古國之一，在數千年漫長的歷史發展過程中，創造了輝煌燦爛的文化與科學技術，中國醫藥就是中華民族文化遺產的重要組成部分。《中國醫學通史（古代卷）》說：「中國醫藥學的源頭歷史久遠。……從文明的曙光在天幕上輝映亞細亞大地之時，遍及神州大地的簇簇史前文化篝火，由點到面聯結起來，形成燎原之勢，逐漸地融化在文明時代的光華之中。從此，中國醫藥學的文明史開始了。」

中國醫藥學大致經歷了以下發展階段：夏商西周時代，醫巫並存，中醫學的雛形已經形成；春秋戰國之際，醫巫分離，中醫理論體系基本形成；秦漢時期迎來了發展的第一次高峰，基礎醫學、藥物與方劑學、臨床醫學都被推向了一個新階段；三國兩晉南北朝爲醫學全面發展積累了豐富的經驗；隋唐時期國家統一，國力強盛，使中國醫學進入第二次發展高峰；兩宋是中醫藥學發展的重要時期，基礎醫學不斷深化，臨床各科以及養生學、法醫學、衛生學、軍事醫學等都向更廣闊的領域開拓，中外醫藥交流有較大進展；遼夏金元時代是中國醫學史上學派爭鳴、民族醫學奮起的輝煌時期，爲中國傳統醫學注入了新的活力；明代醫藥學發展出現革新趨勢，學派爭鳴由博返約，進入新的層次；清代中醫藥學體系走向完善，醫學普及與昇華發展並存……

十八世紀末十九世紀初西醫傳入中國，西方傳教士的到來、西醫書籍的翻譯、西醫學校與醫院的建立等等，這一切曾迅猛地衝擊中國的傳統醫學。在與西方醫藥文化撞擊的過程中，中國醫藥學注意從國外先進文化中汲取有用的東西，不僅出現了對中西醫學會通的探索，更顯示出自身強大的生命力。

與西方醫學不同，中國醫藥學強調人體自身的統一性、完整性以及人與自然之間的密切關係，通過調整人的整體而達到治療局部疾病的目的，重在激發人自身的抗病能力，提高人自我痊癒的能力。

中國醫藥正以它顯著的療效、濃厚的民族特色、獨特的診療方法、系統的理論體系、浩瀚的文獻史料，屹立於世界醫學之林，成爲人類醫學寶庫的共同財富。與此同時，在中國醫藥學發展的每一個歷史時期，都湧現出衆多的醫學典籍和傑出的醫家代表人物，作爲這一時期醫學發展的見證與說明。

中國醫藥最突出的特色就是要求醫生德才兼備，具有高尚的醫德和精湛的技術。

中國自古以來就有「不爲良相，便爲良醫」的說法，認爲治病和治國一樣，都能實現讓百姓幸福安寧的理想。所以張仲景在《傷寒論》自序中批評當時有些讀書人只追逐名利榮勢、仰望豪門，不曾「留神醫藥，精究方術」；孫思邈在《備急千金要方》書中詳論「大醫精誠」，要求醫生要品德高尚；而龔廷賢在《萬病回春》書末所附的「醫家十要」中有「存仁心」「莫嫉妒」「勿重利」三條與醫德相關；清人徐大椿更提出「救人心，做不得謀生計」。同時高超與精湛的醫術又是實現「治病救人」這一理想的手段。為了提高技藝，歷代名醫都刻苦鑽研前人的著作，從中汲取精華。他們勇於創新，認為古今發生變化，因此「古方新病不相能也」；他們勤於實踐，敢於承擔責任，在實踐中不斷提高醫術。清人袁枚在給名醫徐大椿寫傳記時曾說：「不知藝也者，德之精華也。德之不存，藝於何有？」非常準確地說明了德藝兩者之間的關係。

中國醫藥學是中華文化歷史長河的一條支流，它一脈相承，綿延數千年不曾中斷，這在世界醫學史上也屬罕見。

在它流經之處，為我們留下了關於醫學起源的古老神奇傳說，出現了很多傳世名醫，在這些人物身上集中了中國人所有的傳統美德、智慧、勇敢與犧牲精神；在它流經之處，為我們留下了浩瀚的著作，人們用「汗牛充棟」、「浩如煙海」來形容它們，這些經典成為我們傳承中醫、繼承中醫的寶貴財富；在它流經之處，為我們留下了高超的醫藥技術、四診、辨證、針灸等，它們都顯示出中醫藥學獨有的技法與特色，讓世人矚目；在它流經之處，為我們留下了數不勝數的名醫足跡，每一個足跡都是一部名醫傳奇，那些「起死回生」的故事講述著中國醫藥的神奇治療效果；在它流經之處，為我們留下了預防疾病的寶貴經驗，它注重德、形、神三者結合，無論是養生、保健、美容……中國醫藥學幾乎無所不在，在很多領域發揮著使人健康長壽的作用。中國醫藥學涵蓋面廣，涉及的時間空間久遠博大，是中華傳統文化寶庫中最璀璨輝煌的篇章。

中國醫藥學是古老的，因為它在探尋人類健康的道路上已經走過了幾千年的漫長路程，印下了深深的足跡，它為中華民族的繁衍昌盛作出了卓越的貢獻，還為我們留下了開掘不盡的寶藏。

中國醫藥學又是年輕的，作爲世界傳統醫藥學的主要代表之一，在人們開始呼喚回歸大自然，希望用天然藥物和綠色植物來治療疾病和保健的今天，中國醫藥學以其成本相對低廉、簡便易行、療效顯著等特點在治病、保健、養生、美容等方面發揮著巨大的作用，它正以自己的魅力征服世界，在人類戰勝疾病的過程中煥發出青春。

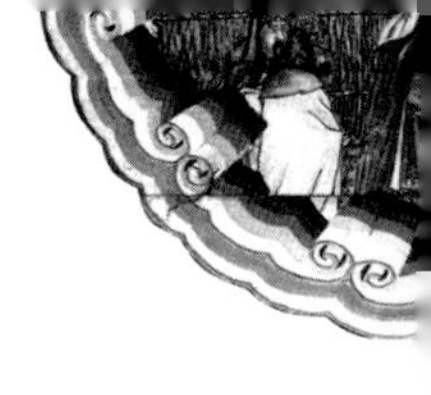

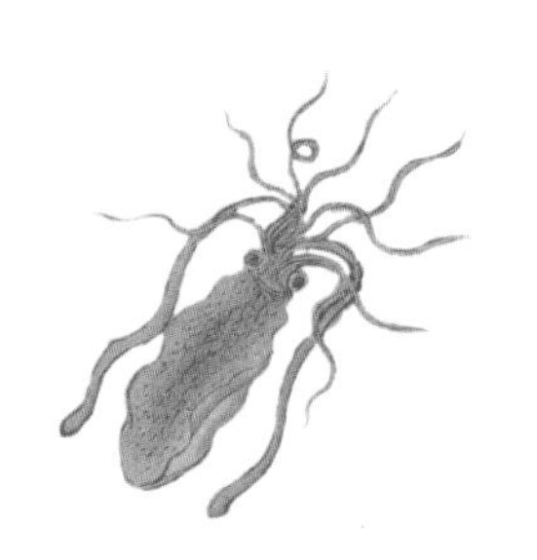

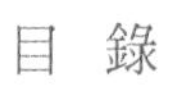

目錄

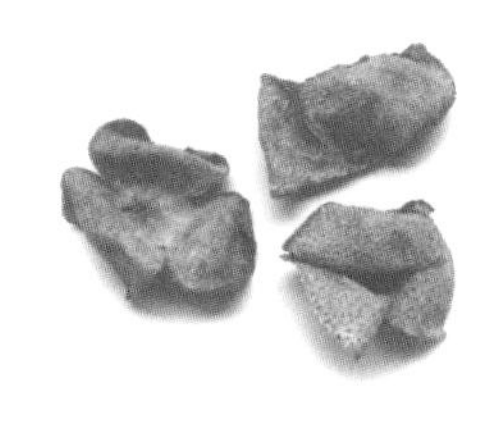

1 誰發明了中醫

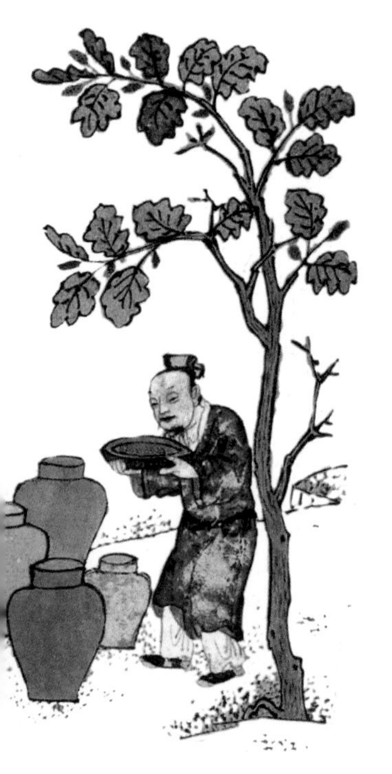

2 中醫必念的「經」

3 草藥飄香

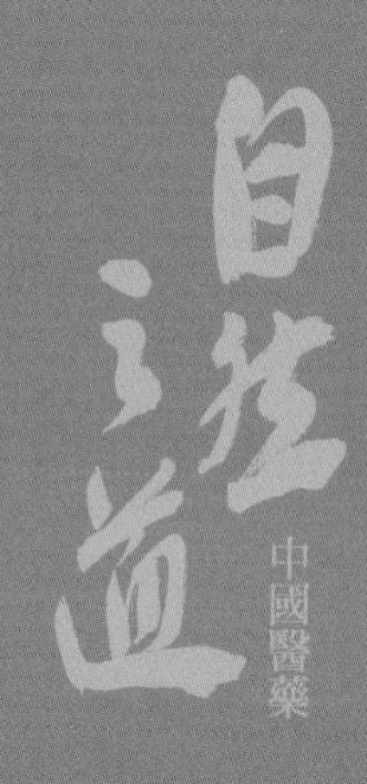

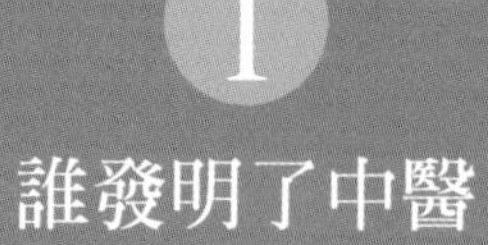

誰發明了中醫

神話傳說探醫源

明代俞弁寫過一部《續醫說》，講到中醫的發明者時說，醫學的歷史太久遠了！推究各種疾病的發生與痊癒道理的人是黃帝，辨別百藥性味的人是神農，發明湯液的人是伊尹。這三位聖人，拯救百姓的疾苦，替天地養育人類，他們偉大的功績必將萬世相傳！（圖1-1）

在遠古時代，誰首先發明了中醫？是聖人？是巫祝？還是人民的實踐活動？雖然各有所據，但神農、黃帝、伊尹卻是人們公認的中醫藥發明者，在他們的身上集中了中國人民所有的傳統美德：智慧、

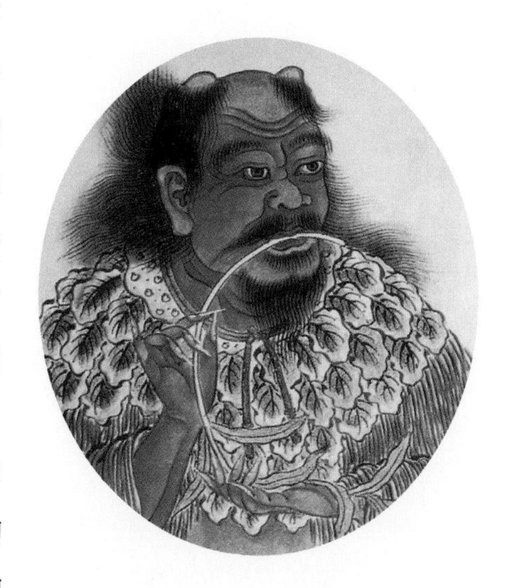

圖1-1　神農氏

圖中是傳說中的三位聖人之一，遍嘗草藥的神農氏。畫中的神農氏頭生雙角，肩披樹葉，濃眉大眼，笑容可掬。口中含著草藥，正在細細品嘗，突出了神農嘗百草的神韻，與歷史傳說中的神農頗爲相似。

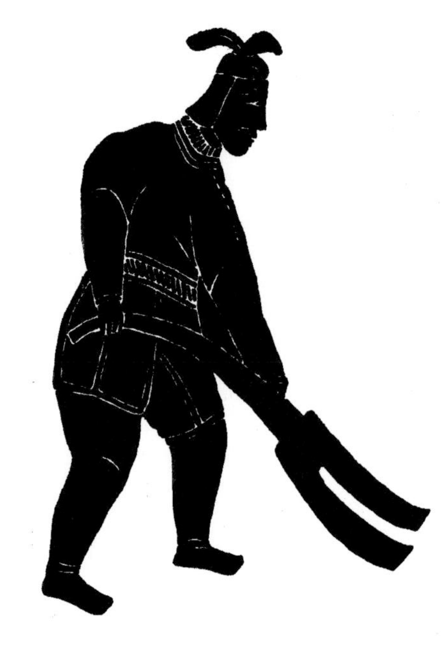

圖1-2　神農使用農具

傳說神農還是農業的發明者。他發明製作了農具木耒、木耜，並教會人們開墾土地，播種五穀。圖中所畫就是神農手持木耒正在進行耕作，反映了當時社會生產由採集、漁、獵向農耕生產發展的情況。

勇敢與犧牲精神。

在中國，關於神農嘗百草的神話，流傳久遠，至今不衰，也最生動感人。神農，也稱爲「神農氏」，是傳說中的「三皇」之一。他本來是中國古代神話傳說中農業的發明者，這從他的名字中的「農」字也能看出來。《周易・繫辭下》關於神農的記載告訴我們，包犧氏死後，神農氏興起，用木製作成耜，彎曲樹木做成耒，把便利耕地的方法教給天下百姓，使百姓從中獲益。《史記・補三皇本紀》也記載神農祭祀百神以後，用一條紅色的鞭子鞭打草木來區分其是否有毒，親自嘗百草來驗證其是否有毒，因此神農就被後世尊爲醫藥之祖了。《述異記》卷下說：「太原神釜岡中，有神農嘗藥之鼎存焉。成陽山中，有神農鞭藥處。」《淮南子・修務訓》還說，神農「嘗百草之滋味，水泉之甘苦，令民知所辟就。當此之時，一日而遇七十毒」，從嘗草藥的大鼎到打草藥的鞭子，又到一日遇毒七十次，這些記載內容越來越豐富，也使神農的傳說越來越生動。（圖1-2）

首先，神農從一開始只有姓名到後來有了明確的相貌：他肩披樹葉，頭生雙角，手捧五穀。甚至傳說他玉體玲瓏，能見肺肝五臟，因而能化解百毒。（圖1-3）

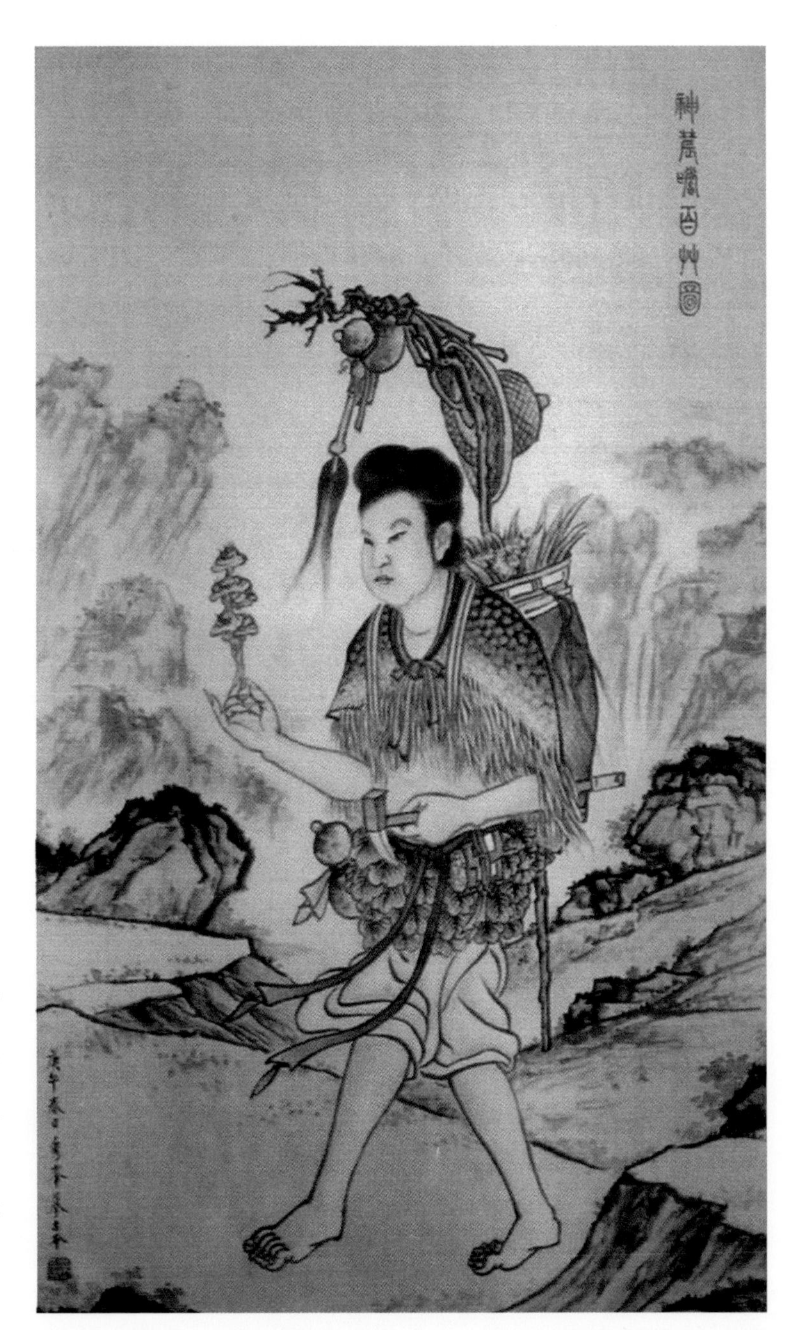

圖1-3　《神農嘗百草圖》，北京中醫藥大學博物館（聶鳴/攝）

該畫表現的是神農在採藥途中的場景。他雙目有神，凝神平視。肩披獸皮，腰圍樹葉，衣帶飄曳，下著短褲，赤足露腹。他身背藥簍及一長杖，杖首懸掛竹笠、拂塵及葫蘆，左手攜藥鋤，右手擎紫芝，行走在山石之間。該圖反映出他踏遍青山的辛勞與拯救百姓的偉大精神。

其次，他有了辨別藥物的武器，傳說他嘗百草時，隨身帶著一隻能看到五臟六腑、十二經絡，幫助他識別藥性的獐鼠，又名「獐獅」。至今民間仍有「藥不過獐鼠不靈」之說，也就是說藥物不經過獐鼠辨別是不靈驗的。

還傳說，有一天獐鼠吃了巴豆，腹瀉不止。神農氏把牠放在一棵青葉樹下休息，過了一夜，獐鼠奇蹟般地康復了，原來是獐鼠吸吮了青葉樹上滴落的露水而解了毒。神農氏摘下青葉樹的青葉放進嘴裏品嘗，頓感神志清爽，覺其甘潤止渴，於是神農氏教人們種了這種青葉樹，它就是現在的茶樹。

所以，民間傳唱著這樣一首山歌：

茶樹本是神農栽，朵朵白花葉間開。

栽時不畏雲和霧，長時不怕風雨來。

嫩葉做茶解百毒，每家每户都喜愛。

今天中國大地很多地方都留下了神農的足跡，像神農架、望農亭、木城、留香寨……每一處都有一個美麗的傳說，每一地都有一個故事。（圖1-4）（圖1-5）

圖1-4 神農架，湖北巴東

神農架，據傳是華夏始祖、神農炎帝在此搭架採藥、療民疾病的地方。他在此「架木爲梯，以助攀緣」，「架木爲屋，以避風雨」，最後「架木爲壇，跨鶴升天」，故得名神農架。

神農嘗出了麥、稻、穀子、高粱、豆類能充飢，就叫臣民把種子帶回去，讓黎民百姓種植，這就是後來的五穀。

圖1-5 神農谷，湖南（王俊/攝）

神農谷國家森林公園位於湖南省東南部，羅霄山脈中段，湘贛邊境萬洋山北段之西北麓。傳說神農曾到此採藥，留有神農腳印、洗藥潭、搗藥臼、藏藥洞、曬藥台等勝跡。

神農嘗出了三百六十五種草藥，寫成《神農本草經》，爲天下百姓治病。《神農本草經》標誌著中國醫藥學的誕生。後世對它進行注釋、補充，形

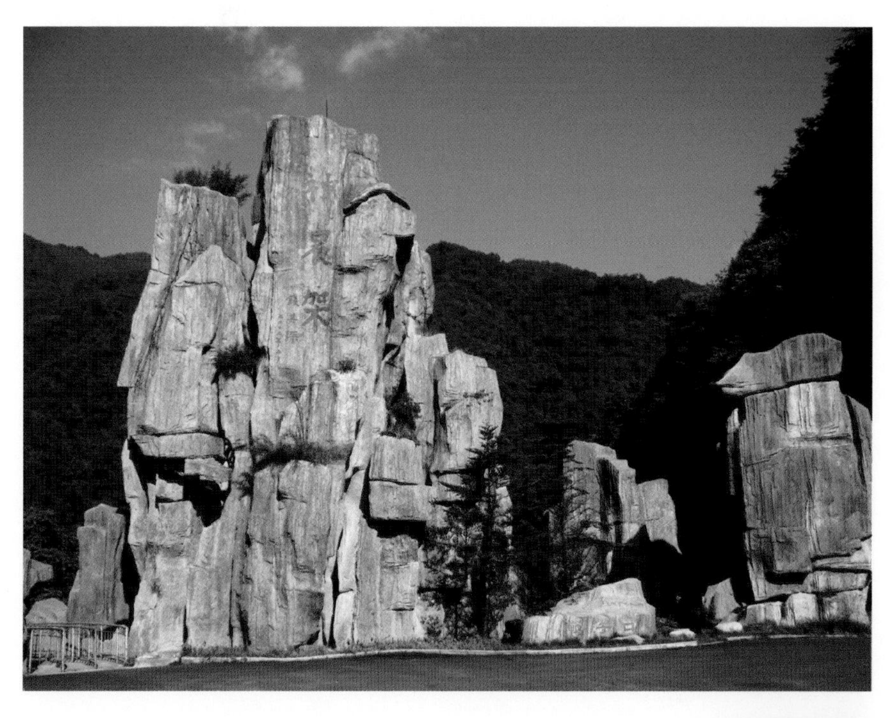

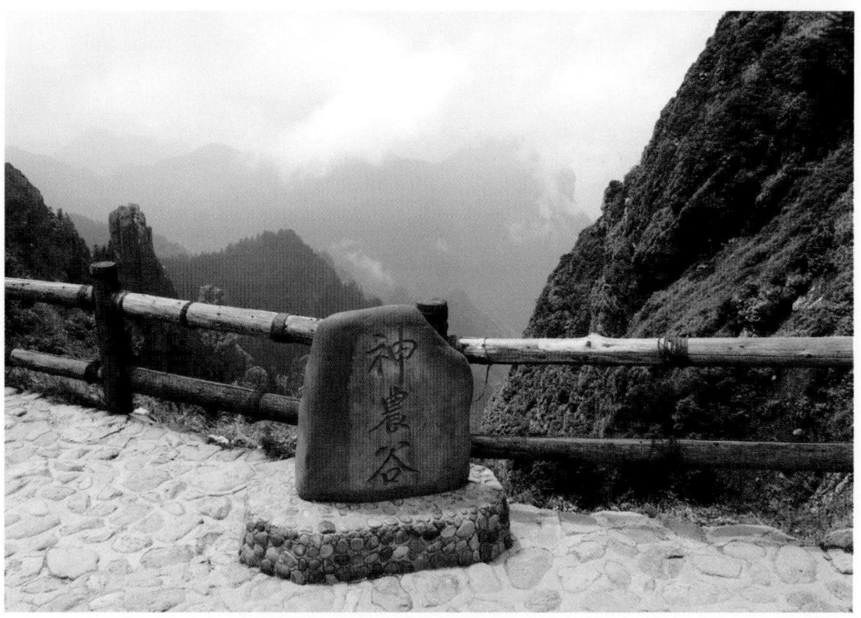
神農谷

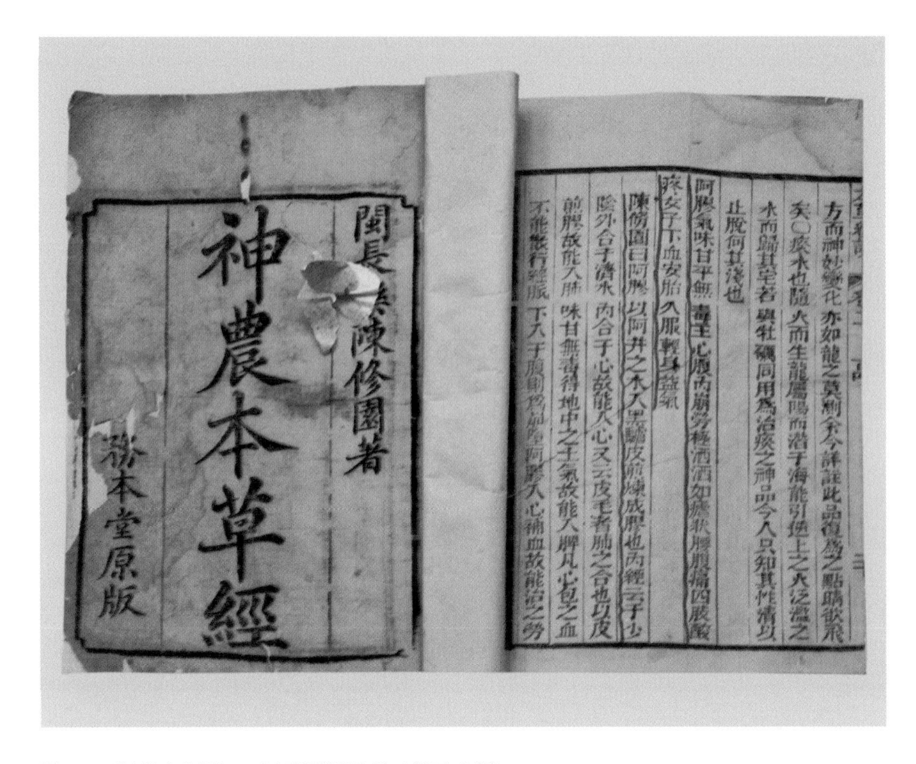
閩長樂陳修園著

神農本草經

務本堂原版

方而神妙變化亦如龍之莫測余今詳註此品復為之點睛欲飛
矣○痰水也隨火而生龍屬陽而潛于海能引逆上之火泛濫之
水而歸其宅若與牡蠣同用為治痰之神品今人只知其性濇以
止脫何其淺也
阿膠氣味甘平無毒主心腹內崩勞極洒洒如瘧狀腰腹痛四肢酸
疼女子下血安胎久服輕身益氣
陳修園曰阿膠以阿井之水入黑驢皮煎煉成膠也內經云手少
陰外合于濟水內合于心故能入心又云皮毛者肺之合也以皮
煎膠故能入肺味甘無毒得地中之正氣故能入脾凡心包之血
不能散行經脈下入于腹則為崩墮阿膠入心補血故能治之勞

圖1-6 《神農本草經》，中國阿膠博物館（俄國慶/攝）

成了衆多的本草文獻。（圖1-6）

另一位中醫的發明者是黃帝，是中國上古時代的五帝之首。《史記·五帝本紀》記載：「黃帝者，少典之子，姓公孫，名曰軒轅。生而神靈，弱而能言，幼而徇齊，長而敦敏，成而聰明。」傳說他出生幾十天就會說話，少年時思維敏捷，青年時敦厚能幹，成年後聰明堅毅。他在與蚩尤大戰之後平定天下，播種百穀草木，大力發展生產，創造文字，定算數，造兵器，製音律，養桑蠶，創醫學等，是中華民族文化的創始者。（圖1-7）

中醫尊奉黃帝爲醫藥的始祖，是因爲現有的中醫經典著作《黃帝內經》、《黃帝八十一難經》等，都是假託黃帝之名而著成。在書中黃帝與他的六位臣子岐伯、雷公、伯高、少俞、少師、鬼臾區等一問一答談論醫道，其中，與岐伯的問答最多，所以後世又把中醫稱爲「岐黃之術」。就在黃帝與這六位臣子的智慧碰撞當中，中醫理論的基本思想被闡述出來了。

湯液即湯劑，是中醫治病藥物的主要劑型之一，傳說是商代湯王的宰相伊尹創造發明的。伊尹的事蹟在《尚書》、《論語》、《呂氏春秋》《列子》、《楚辭》、《孟子》等多種先秦古籍中都有記載。他幼年的時候被寄養在庖人之家，得以學習烹飪之術，長大以後成爲精通烹飪的大師，並由烹飪而通治國之道。《資治通鑑》說伊尹：「閔生民之疾苦，作《湯液本草》，明寒熱溫涼之性，酸苦辛甘鹹淡之味，輕清濁重，陰陽升降，走十二經絡表裏之宜。」《甲乙經・序》也說：「伊尹以亞聖之才，撰用神農本草，以爲湯液。」《漢書・藝文志・經方類》載有「《湯液經法》三十二卷」，據傳作者就是伊尹，所以又名《伊尹湯液》。湯液的發明，是中醫發展的一次飛躍。湯劑把多種藥物雜合在一起，相互作用，促進吸收，降低藥物的毒副作用。湯液的發明，標誌著方劑的誕生。（圖1-8）

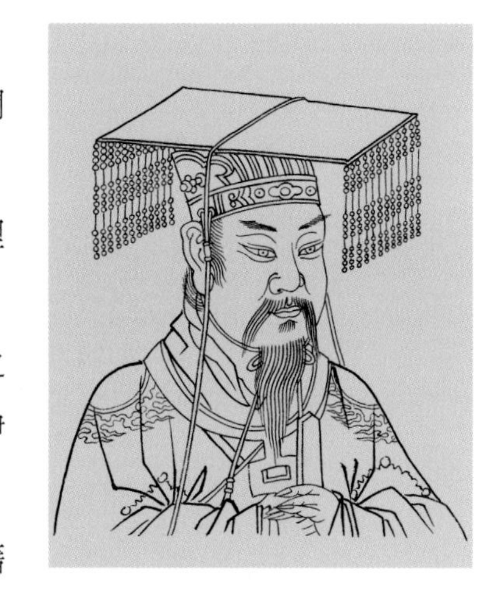

圖1-7 黃帝

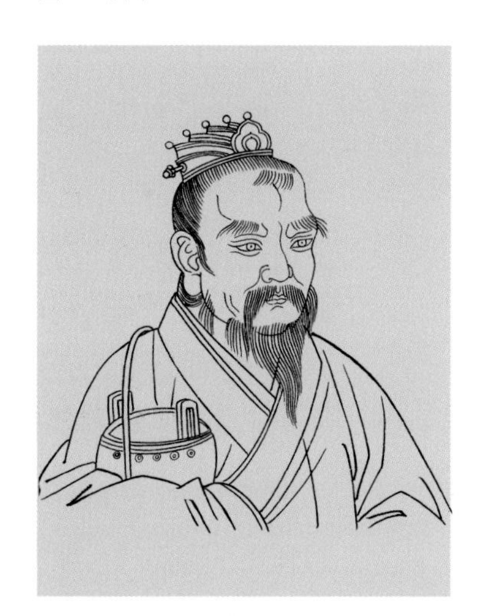

圖1-8 伊尹

伊尹，生卒年不詳，傳說是商朝人氏。相傳伊尹在爲百姓治病過程中，親嘗百草，中毒無數次，因而從中悟出草藥治病的道理。

面北祈禱治病的苗父

據《山海經・海內西經》記載：「開明東有巫彭、巫抵、巫陽、巫履、巫凡、巫相……皆操不死之藥以距之。」西晉郭璞注釋說這些人都是神醫。《山海經・大荒西經》記載有一座靈山，巫咸、巫即、巫盼、巫彭等十位神巫曾在此採過藥。從這些神醫的名字上看，都帶有「巫」字，所以就有了中醫由「巫」發明的說法。（圖1-9）（圖1-10）

當代歷史學家范文瀾先生在他所著的《中國通史》中也說：「醫學從巫術開始。」「最早的醫生就是巫師，最早的醫治手段就是巫術儀式。」這種提法雖然只是關於中醫起源的觀點之一，但說明了中醫的起源和巫有著密切的聯繫。

苗父是「醫源於巫」中的一個帶有神奇色彩的人。苗父，又稱弟父。在劉向的《說苑・辨物》裏是這樣記載他的：「吾聞上古之爲醫者曰苗父，苗父之爲醫也，以菅爲席，以芻爲狗，北面而祝，發十言耳，諸扶而來者，舉而來者，皆平復如故。」在這段記載中我們可以看出苗父診治疾病的方法非常奇特。他把一種多年生的草本植物──「菅草」拿來編成席

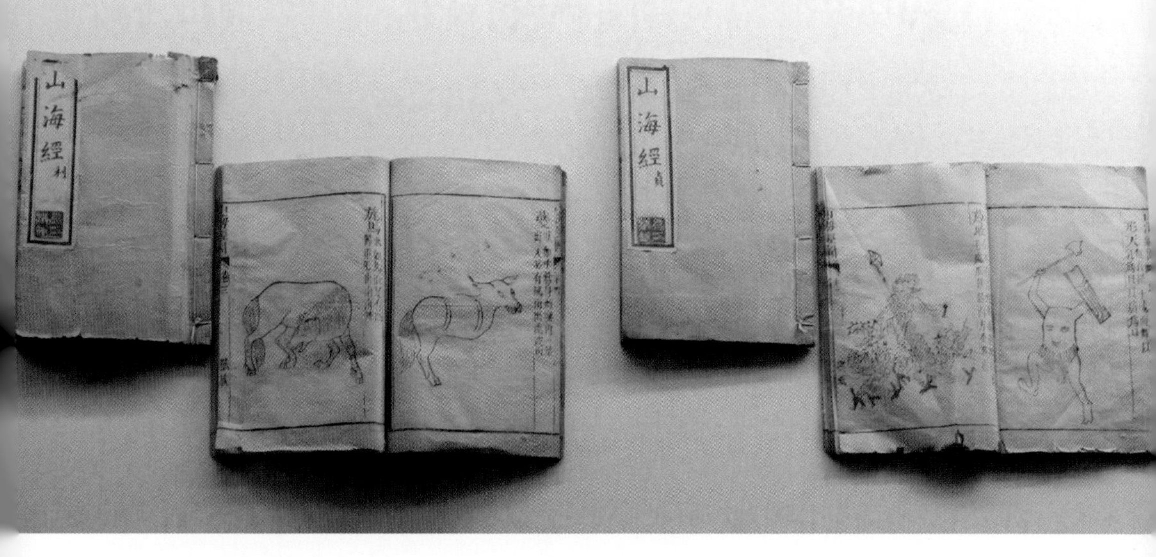

圖1-9 （汪本）《山海經》，北京魯迅博物館藏（聶鳴/攝）

《山海經》是先秦一部收有民間神話傳說的古老著作，具體成書年代及作者不詳。它主要記述了古代地理、物產、神話、巫術、宗教等，也包括古史、醫藥、民俗、民族等方面的內容。《山海經》曾有古圖，後在流傳中佚失。今圖繪於明清，圖中所畫是傳說中的旄馬、神獸夔、秋神蓐收和勇武不屈的英雄刑天。

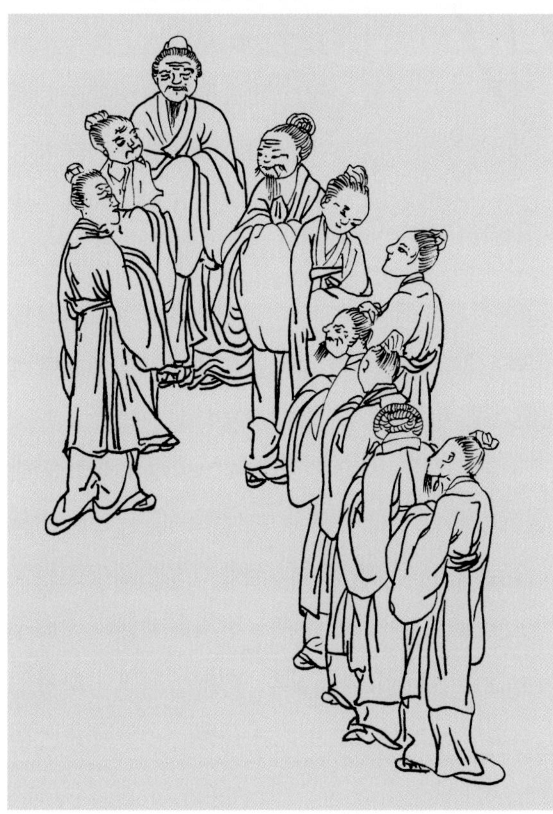

圖1-10 十巫，（汪本）《山海經·大荒西經》插圖（曾舒叢/摹）

圖中的十人就是《山海經·大荒西經》所說的靈山十巫：巫咸、巫即、巫盼、巫彭、巫姑、巫眞、巫禮、巫抵、巫謝、巫羅，他們神態各異，舉止儒雅，栩栩如生。

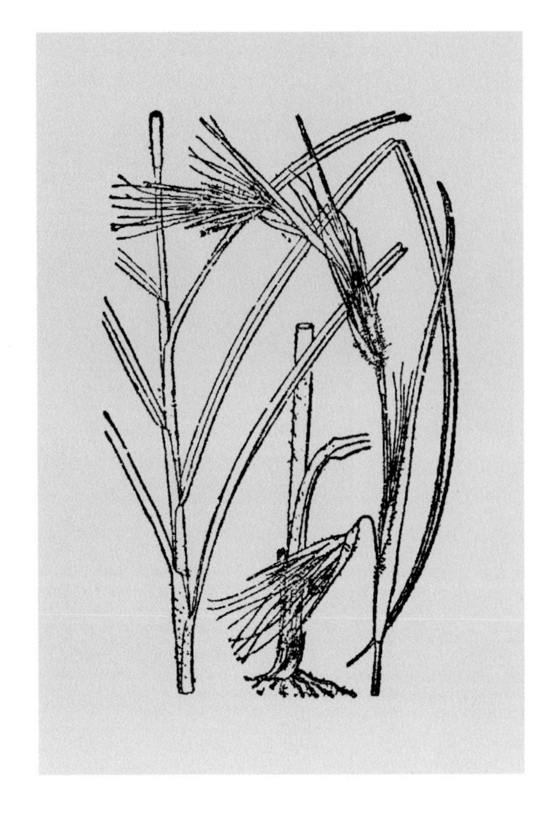

圖1-11 菅，《中國植物圖鑒》插圖

菅，多年生草本植物，葉細長，根堅韌，可做笤帚、刷子等。菅除了用於編織，可能還是《神農本草經》裏一種名爲茅根的中草藥。清代目錄學家孫星衍通過考據《爾雅》、《説文解字》《廣雅》等關於茅根的注釋發現，菅就是茅根。

子，供病人和自己坐、臥，又用草紮成狗的模樣，然後面對北方，口中念念祈禱，每次治病都只念十個字。於是，無論是被攙扶著來的病人，還是被抬著來的病人，都立刻康復如初。他既不像後世醫生們那樣用「四診」去診病，也不像古書記載的名醫俞跗那樣，治病不用藥劑酒劑，鑱針砭石，按摩熱敷；而是通過按摩人的腦髓，梳理人的膏肓與膈膜，熏灼眼、鼻、口、耳等九竅來疏通經絡，使「死人」復活。（圖1-11）

對於苗父，劉鏡如在《中醫詩話》裏說：「苗父……是苗黎族的巫師。」他的很多傳說在民間流傳廣泛。像在苗族東西部地區有「一個藥王，身在八方；三千苗藥，八百單方」的歌謠。據湘黔交界的苗族人民描述，藥王爺是一個周身透明，狀如玻璃，有翼能飛，不畏艱難險阻，披星戴月爲人民尋找藥方的神人。這種「有翅」「透明」的說法與《山海經》裏記載的「黑水之北，有人有翼，名曰苗民」中的「有翼」十分吻合，都是神話時代苗族先民的特徵。（圖1-12）

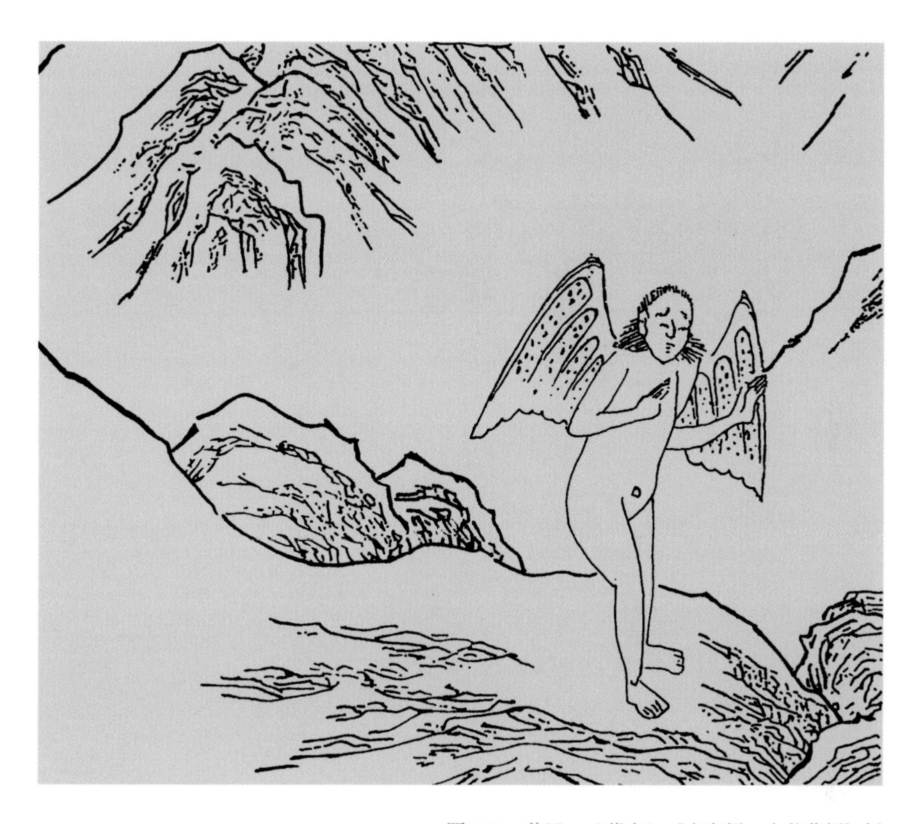

圖1-12　苗民，（蔣本）《山海經·大荒北經》插圖（曾舒叢/摹）

西晉學者郭璞在其《山海經注》中指出苗民是三苗之民，即神話傳說中的三苗部族。三苗部族在堯舜時期因連續戰爭而衰落。現有學者認爲三苗部族與今天的苗瑤民族有淵源關係。

苗族醫學，是中國歷史悠久的民族傳統醫學之一。它產生於「神農嘗百草」的蚩尤九黎時代，在苗族中間也有「神農嘗百草」、「藥王傳醫方」、「蚩尤傳神藥」等許多傳說故事流傳。還有人認爲，漢籍文獻所記的「苗父」就是苗族傳說中的「藥王爺」。

范文瀾先生在《中國通史》中說：「黃炎族掌文化的人叫作史，苗黎

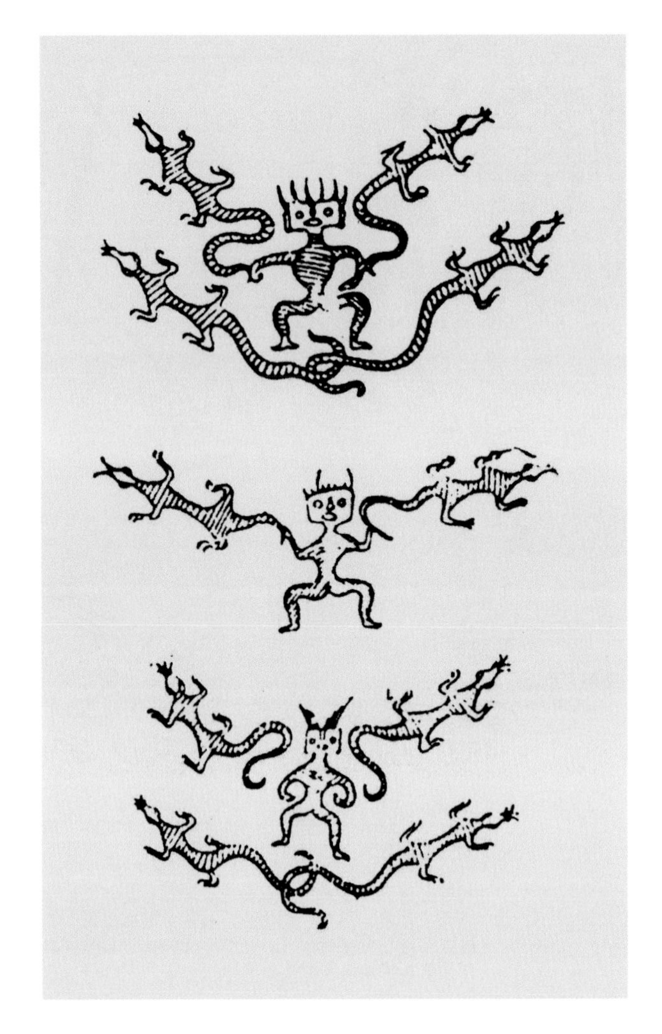

圖1-13　巫師圖案，拓片，戰國刻紋青銅禮器

在春秋戰國時期，青銅禮器主要用來祭祀或宴飲。圖中青銅禮器上的巫師刻紋可能表明巫師在當時的重要地位。因爲古時人們遇到瘟疫或者病災只能通過祭祀巫師來祛除。

族掌文化的人叫作巫。」巫，曾是苗族古老文化、醫藥的傳承者。因此，苗父的生動傳說，不僅爲我們展現了上古時期廣闊的中國歷史背景，也爲我們探求中國醫藥起源中「醫源於巫」的說法留下了珍貴的資料。（圖1-13）

「杏林」、「懸壺」與中醫

提到中醫，人們常常冠以「杏林」二字。像「杏林高手」是形容中醫裏技術高明的醫生；「杏林弟子」是稱呼學習中醫的人；「杏林春暖」是說中醫事業蒸蒸日上向前發展；「譽滿杏林」是讚美在中醫界內獲得衆多的榮譽。人們爲什麼可以把中醫學界稱爲「杏林」呢？這來源於一個古老的傳說。

據晉代葛洪《神仙傳》記載，有一個叫董奉的人，精通醫道。他「居山不種田，日爲人治病，亦不取錢。重病癒者，使栽杏五株，輕者一株，如此數年，鬱然成林」。後來林中的杏子成熟了，董奉就在杏林中做了一個草倉，告訴人們說，想要買杏，不必通知我，只要把一器皿的穀米放在草倉裏面，取走同樣多的杏子就可以了。可是有些貪心人，常常留下的穀米少，取走的杏子卻多。這時杏林中的老虎就會跑出來大聲吼叫追逐他們。（圖1-14）貪心人十分害怕，趕快帶著杏子逃走。這樣杏子是邊跑邊掉，到家稱量一下，杏子還是跟留在草倉裏的穀米一樣多，沒多拿回一點。若有人去偷杏，這時老虎就會一直追他到家裏，把他咬死。家人知道

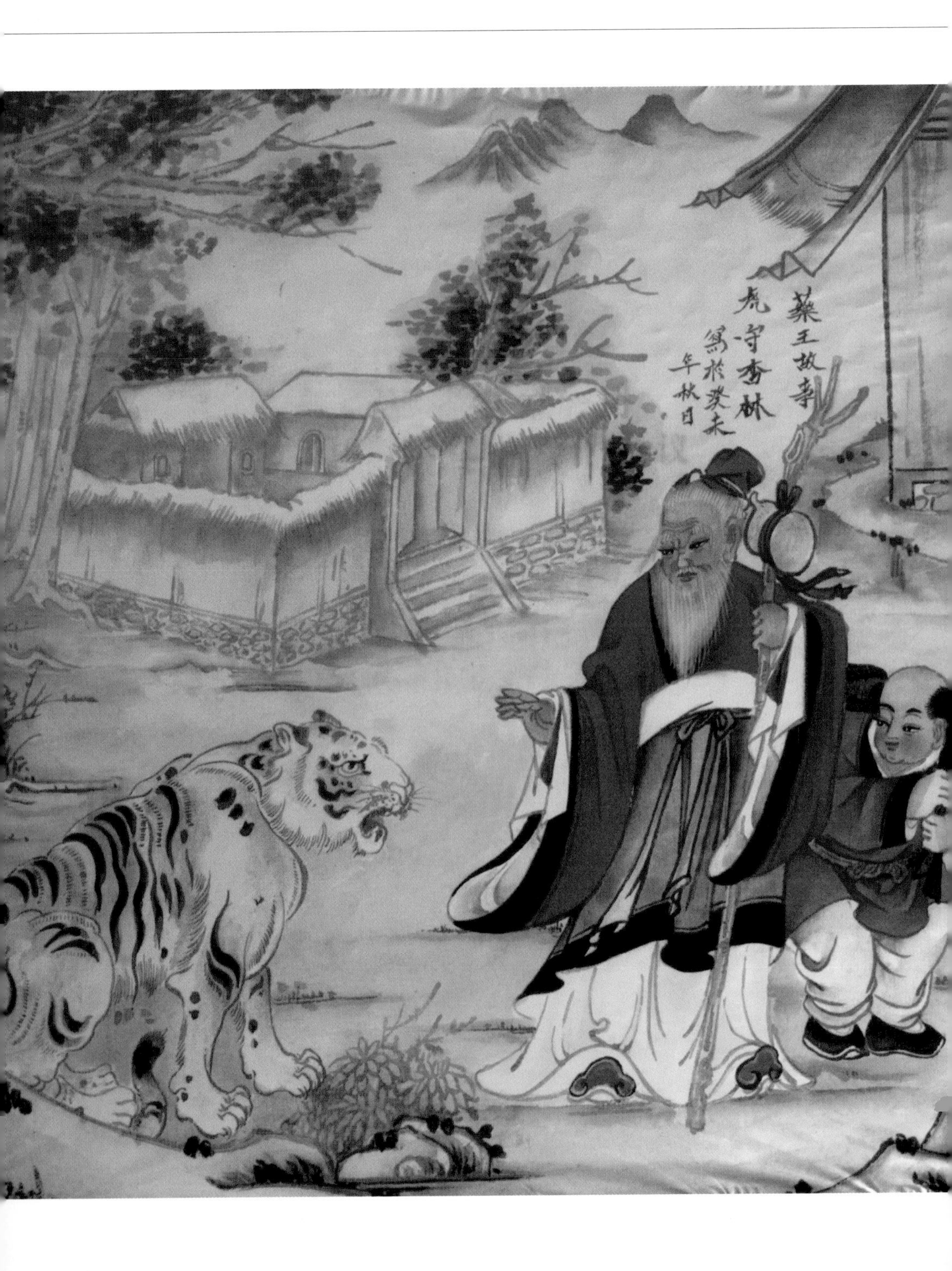

藥王故事
虎守杏林
寫於癸未年秋日

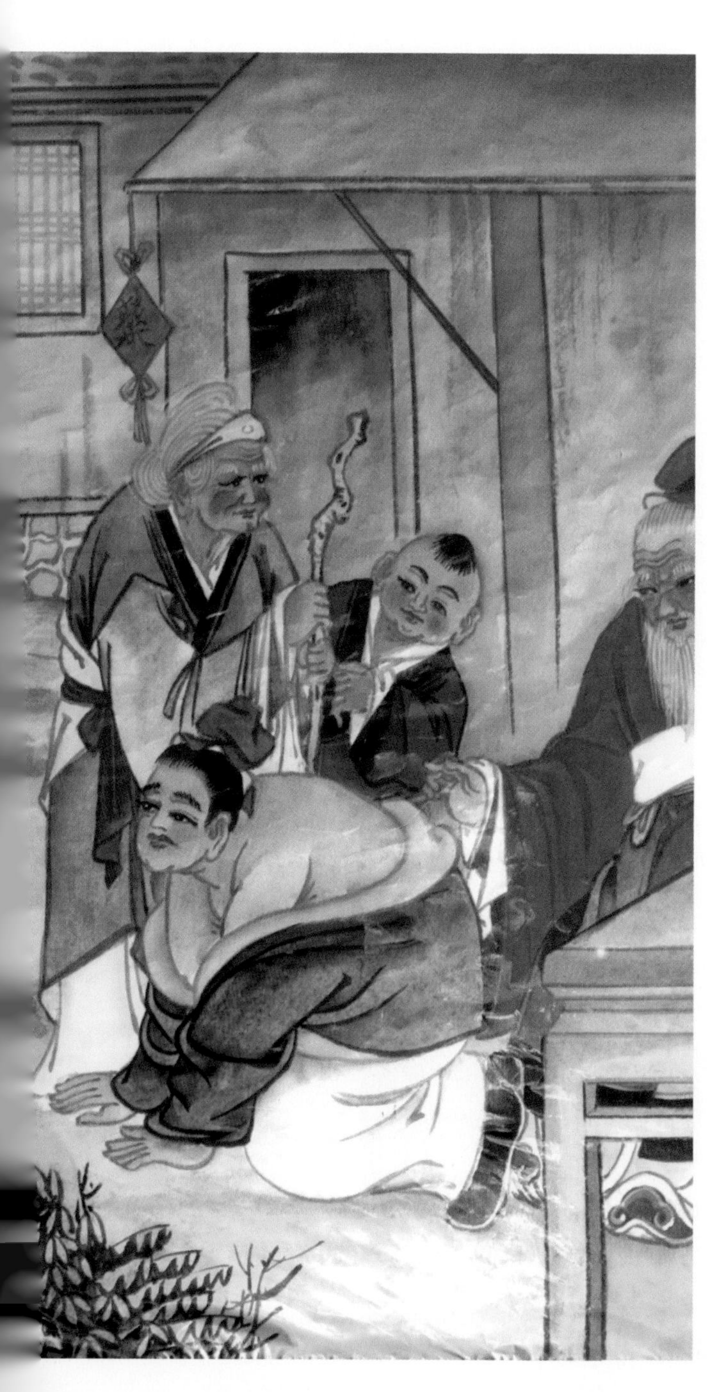

圖1-14 《虎守杏林圖》，壁畫，河南濟源濟瀆廟（聶鳴/攝）

「虎守杏林」典故出自董奉虎口取鯁骨的故事。傳說一日傍晚，董奉行醫歸來看到有一猛虎臥於門前低沉哀號，在其張口之際，董奉望見虎喉有一巨大的魚骨，遂至林中伐一粗竹，鑿通竹節，套在手上，以竹筒伸入虎口，再用手從虎喉取出鯁骨，猛虎終得救。爲報答董奉恩德，猛虎自此終日守護著杏林。

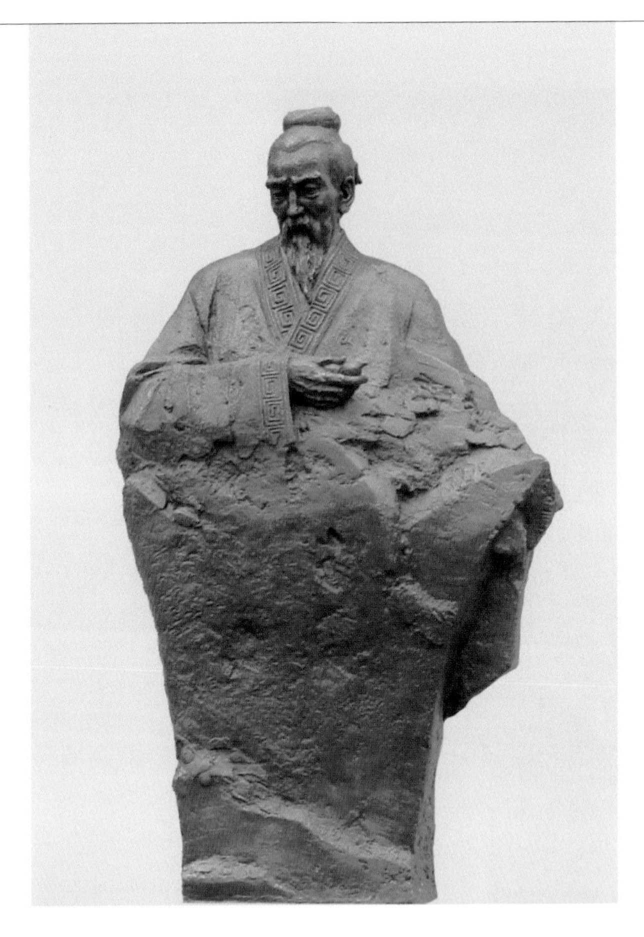

圖1-15　董奉，雕塑

董奉，字君異。據史料記載董奉生於公元169年，爲東漢末年東吳侯官（今福建長樂）人。

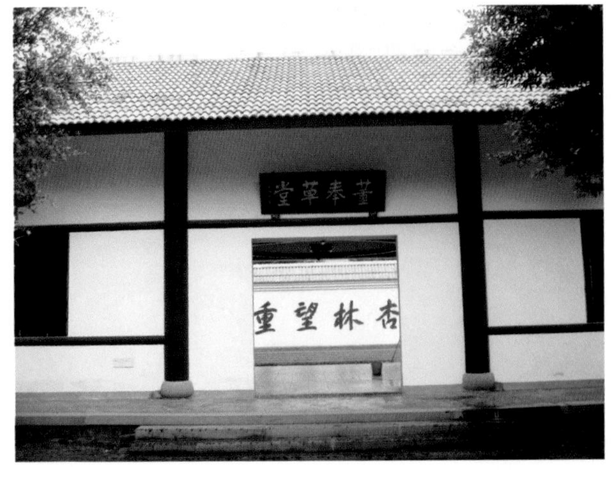

圖1-16　董奉草堂，福建省長樂市（張潔/攝）

董奉草堂坐落在長樂市古槐鎮龍田村董奉山麓。草堂依漢代風格而建，內有杏林始祖展廳、照壁、草堂、南雅堂、百草園等，四周遍植杏樹。

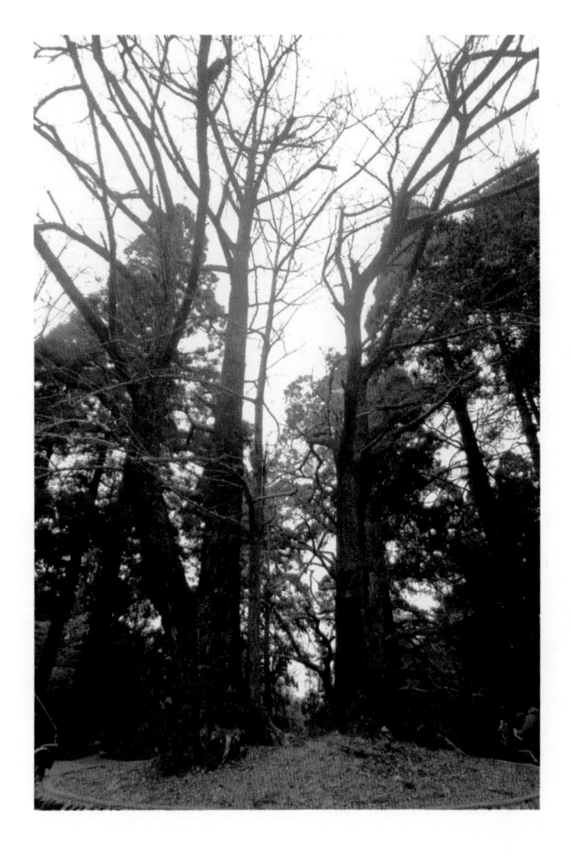

圖1-17　杏林，江西九江廬山（俄國慶/攝）

據說董奉來到廬山後，發現當地山民多因濕邪而致哮喘，濕熱、疫毒之患橫行。他分析其病是由於廬山原始森林四時氣候特點和毒霧瘴氣升降變化所致，遂就地取材，用杏爲當地山民防病治病。

他偷了杏子，就把偷來的杏子送還董奉，叩頭謝罪之後，董奉就讓被虎咬死的人活過來。董奉每年賣杏得到的穀米並不留給自己，而是用來救濟貧困的人和那些出門在外沒路費回不了家的人，每年可以救濟兩萬多人。就這樣，董奉高超的醫術和他不求名利、樂善好施的高尚品德成爲千古佳話流傳下來。人們把他同當時的華佗、張仲景一起並稱爲中國歷史上建安時期的「三神醫」。（圖1-15）（圖1-16）

董奉的那片鬱鬱蔥蔥的杏林代表了中醫救人濟世的品德與精神，所以至今人們稱中醫學界爲杏林。這有兩重意義：一是紀念董奉其人。據傳現今江西九江董奉原來行醫的地方仍然有杏林存在；在廬山上還有董奉館；在長樂則有一座山被稱爲董奉山。二是要傳承發揚董奉的精神，使其美德代代相傳，成爲中醫高尚醫風的核心。（圖1-17）（圖1-18）

中醫給人看病又叫「懸壺」，酒壺與治病之間有什麼關係呢？

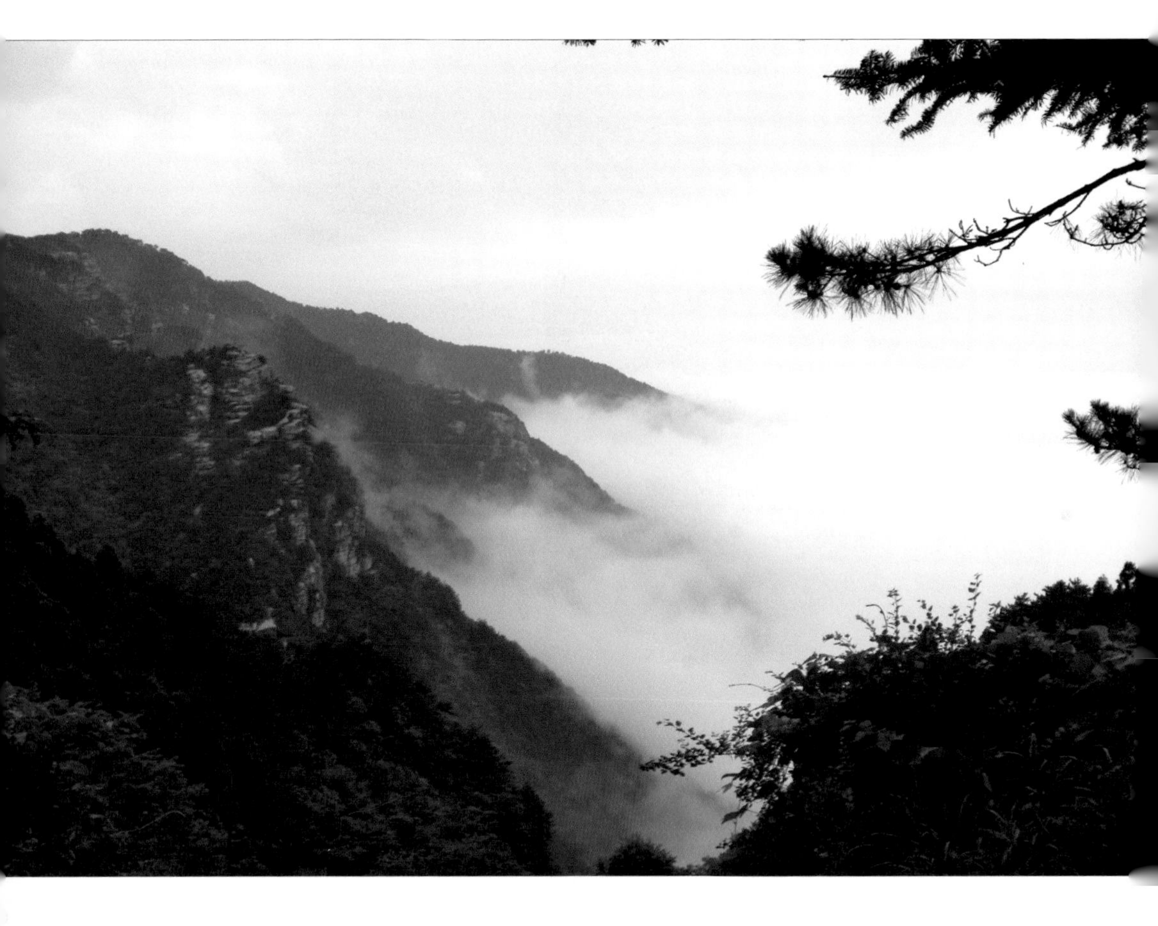

圖1-18 廬山，江西九江

東漢末年，董奉在交州一帶行醫，由於連年戰亂，公元207年左右，董奉選擇廬山爲隱居之地。董奉在廬山的遺跡頗多，董奉館，是他居住的杏林草堂；伏虎庵，是董奉「虎口取鯁」和「虎守杏林」的遺址；還有後人祭祀的太乙宮、眞君廟、太乙觀、太乙祥符觀等。

據《後漢書·方術列傳·費長房傳》記載：有個叫費長房的人，曾經做過管理市場的官員。集市裏有個賣藥的老翁，把一把壺懸掛在街頭，等到罷市看完病，就跳到這把壺裏。集市上沒人看見，只有費長房從樓上看到，覺得非常奇異。於是他就去拜訪賣藥的老翁，老翁對長房說：「你明天再來。」費長房第二天早晨如約前去拜訪老翁，老翁便和他一起進入壺中。只見壺裏玉堂華麗，美酒佳餚非常豐盛。兩人吃飯完畢，又一起從壺中出來，老翁叮囑費長房不要把這事告訴他人。之後老翁又約費長房在樓上相見並告訴他說：「我本是神仙，因爲犯了錯被罰到人間。現在事情已完，你能夠隨我一起走嗎？你若不去，我願與你在樓下飲酒相別。」後來費長房隨他入深山，老翁爲了撫慰他，就教會了他治療各種疾病。

又傳說有壺翁在集市上賣藥，絕不許人討價還價，其治病技術高超，請他看病的人都能痊癒。他告訴病人說：「服此藥必吐某物，某日當愈。」沒有不應其說的。他每日看病收錢數萬，都施捨給集市裏貧困飢餓受凍之人。因他在診病賣藥之處常懸一壺作爲行醫的標誌，所以人稱「壺翁」。不知是否就是這位身懷醫技、樂善好施的隱士醫者把醫術傳給費長房，但可看出壺翁、費長房都是東漢時的名醫。

壺翁的故事流傳很廣，以後歷代醫家行醫開業，幾乎無不用「懸壺之喜」爲賀。又因爲「壺」與「葫」音同，所以後世藥房也有用葫蘆作爲幌子的，至今俗話還有「不知葫蘆裏賣的什麼藥」的說法。（圖1-19）（圖1-20）

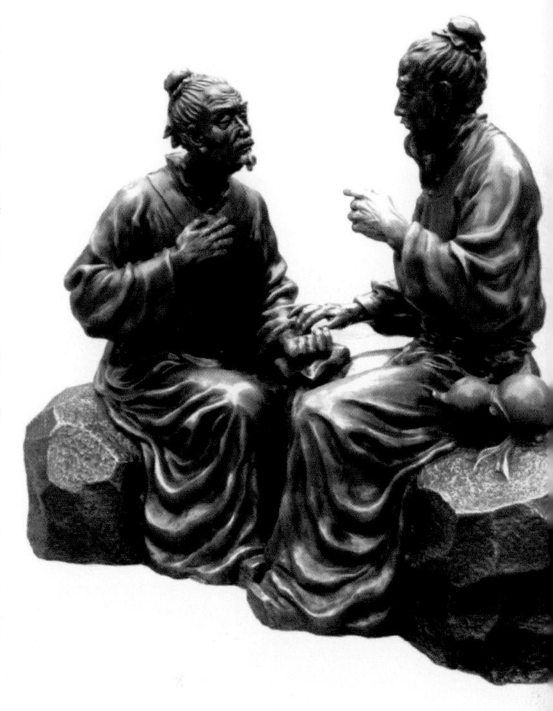

圖1-19　「懸壺濟世」醫者，雕像，廣西藥用植物園（楊興斌/攝）

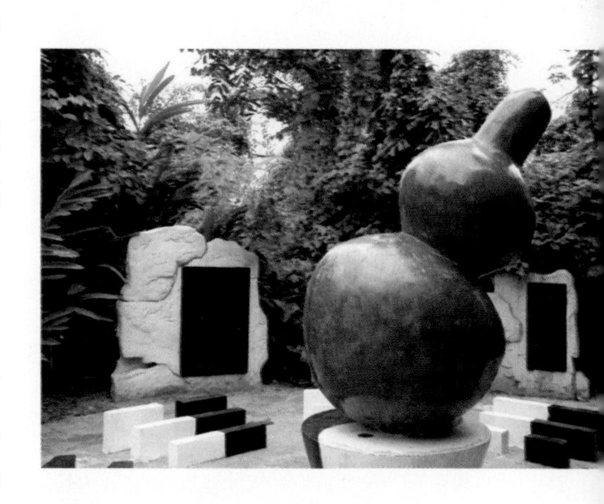

圖1-20　「懸壺濟世」藥葫蘆，雕塑，廣西藥用植物園（王華斌/攝）

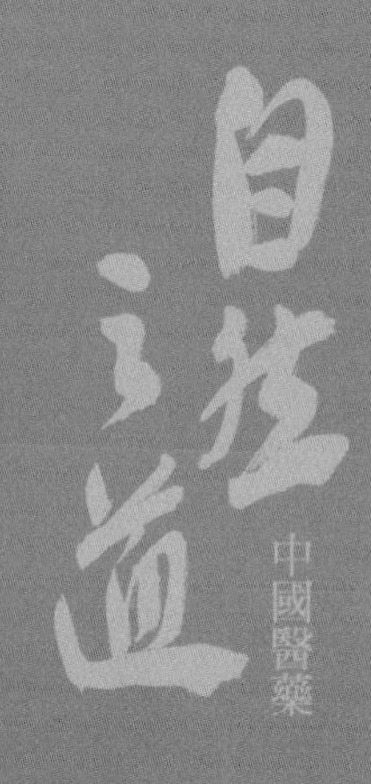

2

中醫必念的「經」

談天說地講醫理 ——《內經》

《內經》是什麼書？爲什麼叫《內經》呢？

《內經》全稱《黃帝內經》，是中國最早的一部講述醫學理論的著作，成書大約在戰國時期，距今已經有二千多年的歷史了。因爲我國歷史上所有的中醫著作在理論方面幾乎都是以它爲依據的，所以《內經》又被稱爲中醫理論的奠基之作，歷代偉大的醫學家都從它那裏得到了極大的教益。

古人常常把那些具有一定法則或一般必須學習的重要書籍稱爲「經」，如老子的《道德經》、儒家必讀的「六經」，還有大家都知道的淺顯易懂的《三字經》等。《內經》之所以稱爲「經」，就是因爲它講述了中醫基本原理，又是學習中醫必讀的著作。《淮南子．修務訓》說：「世俗之人多尊古而賤今，故爲道者必托之於神農黃帝而後能入說。」因此，在「內經」兩字之前又冠以「黃帝」二字，不僅使書顯得更加重要，而且還有求本溯源的意思，藉以說明中國醫藥文化發祥很早。

在中國最早的目錄學著作《漢書．藝文志．方技略》上記載的醫經

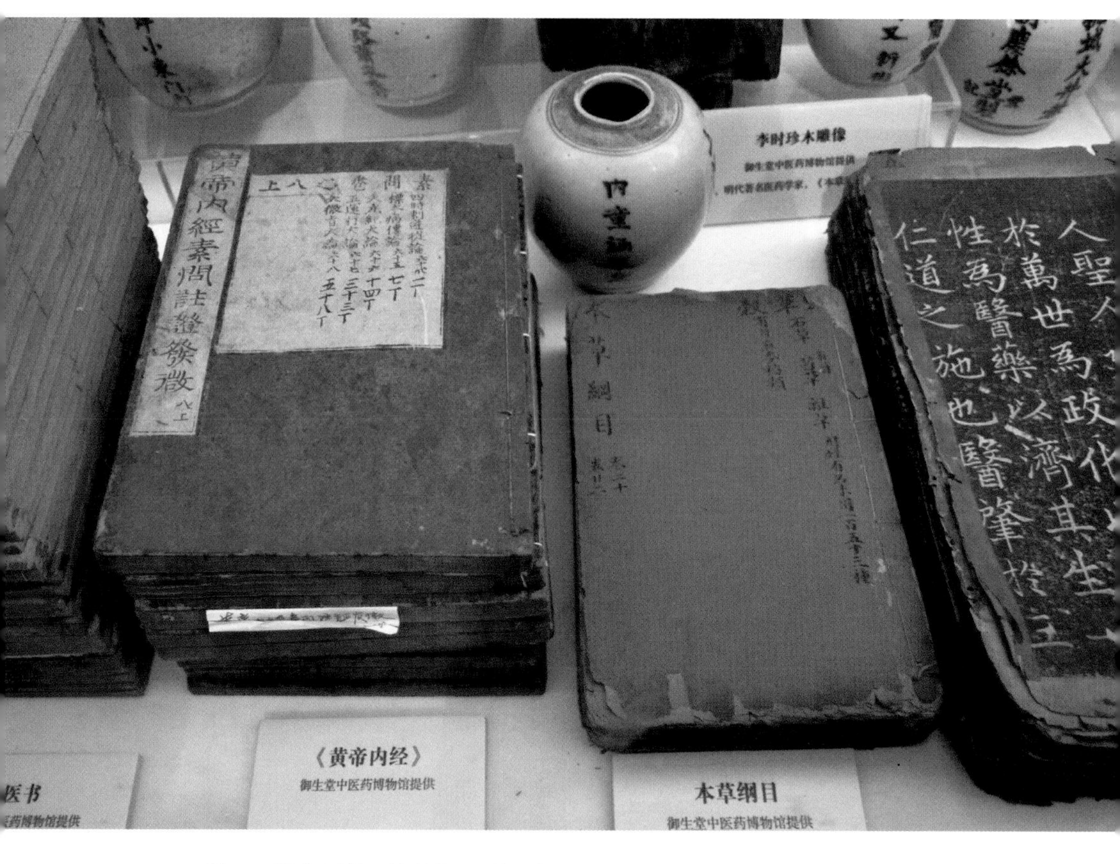

圖2-1 《黃帝內經》《本草綱目》等醫書，北京御生堂中醫博物館（樊甲山/攝）

有：《黃帝內經》十八卷，《外經》三十七卷；《扁鵲內經》九卷，《外經》十二卷；《白氏內經》三十八卷，《外經》三十六卷。可見《黃帝外經》是有的，「內」是相對於「外」而言的。只可惜《外經》早已失傳，獨有《黃帝內經》流傳下來。有人認爲《內經》是講人體內在規律的，是一部講究「內求」的書，使生命健康長壽，要求於「內」。總之，仁者見仁，智者見智，都有自己的考證。但是必須要知道《內經》包括兩部分：《素問》九卷八十一篇和《靈樞》九卷八十一篇。（圖2-1）（圖2-2）

《內經》書名雖然古樸簡明，文字卻典雅古奧，而且通篇有韻，讀起

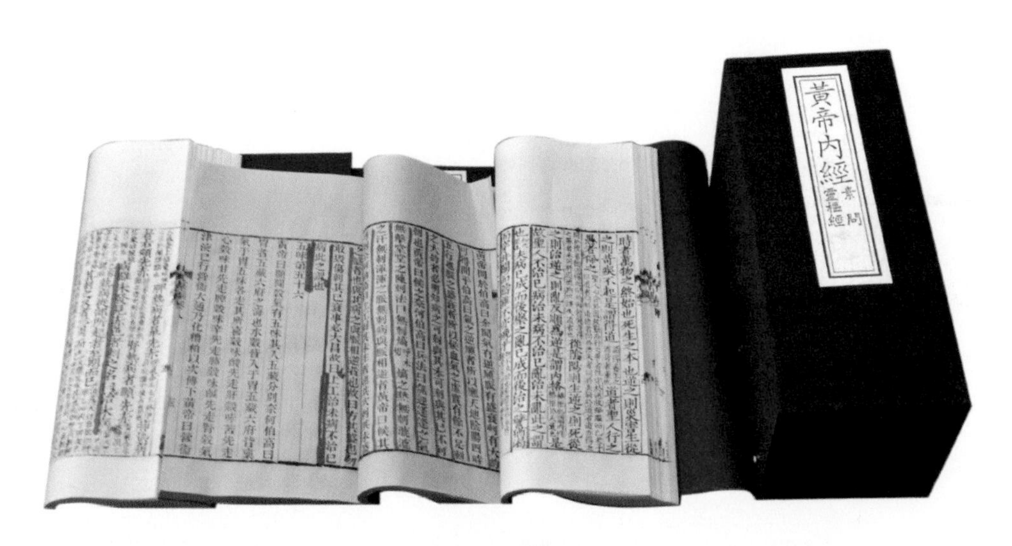

圖2-2 《黃帝內經》，中國阿膠博物館（俄國慶/攝）

《黃帝內經》總結了春秋戰國之前的醫療經驗和學術理論，對人體解剖、生理、病理及疾病診斷、治療與預防，作了較爲全面的闡述，確立了中醫學獨特的理論體系。即臟象（包括經絡）、病機、診法和治則四大學說。

來朗朗上口。只不過因爲用的是古韻，今天聽起來押韻已經不明顯了。全書以人的生命爲中心，除闡述醫理外，還涉及天文學、地理學、心理學、人類學、哲學等等，堪稱一部圍繞生命問題而展開的百科全書。（圖2-3）

《內經》通過黃帝和臣子岐伯等人的問答，論述了人的生理、病理、診斷、治療、疾病預防等多方面的內容，最精彩之處就是全面論述了人與自然的關係，也就是它所反映的整體觀：人體是一個有機的整體，人與自然界具有和諧統一性，這是中醫學的靈魂與核心。

黃帝問曰：「嗚呼遠哉！天之道也，如迎浮雲，若視深淵，視深淵尙可測，迎浮雲莫知其極。」（《素問·六微旨大論篇第六十八》）從字面

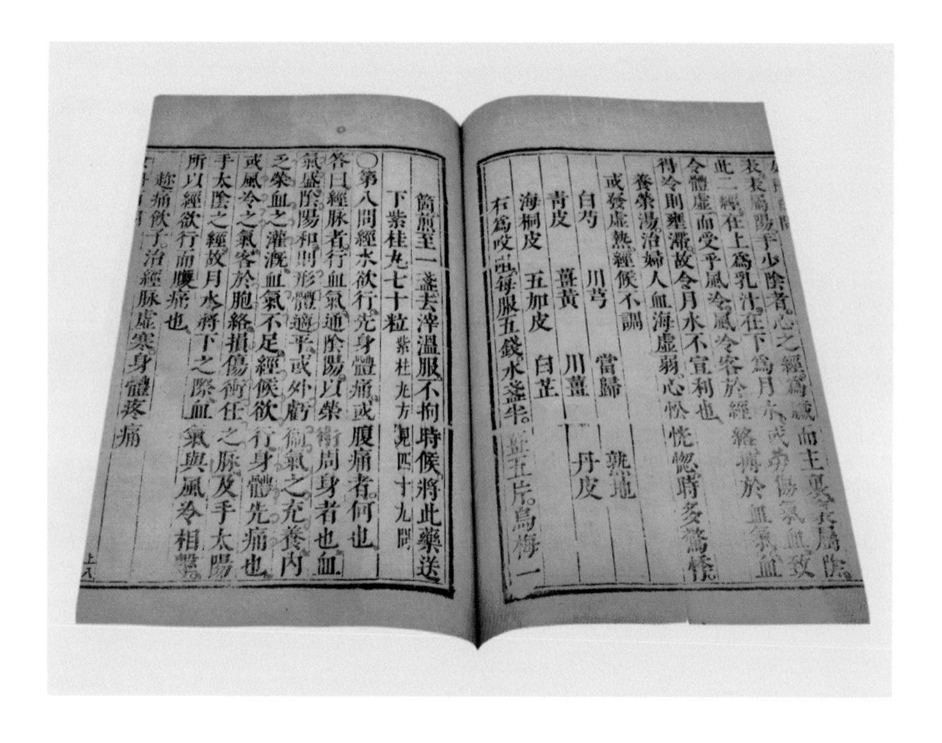
表表爲陽手少陰者心之經爲裏而主裏其屬陰
此二經在上爲乳汁在下爲月水或勞傷氣血致
令體虛而受乎風冷風冷客於經絡搏於血氣血
得冷則壅滯故令月水不宜利也
養榮湯治婦人血海虛弱心忪恍惚時多驚悸
或發虛熱經候不調
白芍　川芎　當歸　熟地
青皮　蒲黃　川薑　丹皮
海桐皮　五加皮　白芷
右爲㕮咀每服五錢水盞半薑五片烏梅一
箇煎至一盞去滓溫服不拘時候將此藥送
下紫桂丸七十粒　紫桂丸方見四十九問
○第八問經水欲行先身體痛或腹痛者何也
答曰經脉者行血氣通陰陽以榮衛周身者也血
氣盛陰陽和則形體適平或外虧衛氣之充養內
乏榮血之灌漑血氣不足經候欲行身體先痛也
或風冷之氣客於胞絡損傷衝任之脉及手太陽
手太陰之經故月水將下之際血氣與風冷相擊
所以經欲行而腹痛也
趁痛飲子治經脉虛寒身體疼痛

圖2-3　《重廣補注黃帝內經素問》，明仿宋刻本，中國國家博物館展品（磊鳴/攝）

此善本爲明嘉靖二十九年（1550）武陵顧從德翻宋刻本。《黃帝內經素問》簡稱《素問》，是現存最早的中醫理論著作，相傳爲黃帝創作，實際非出自一時一人之手，大約成書於春秋戰國時期。全書共24卷81篇，內容包括陰陽五行、臟象氣血、腧穴針道、病因病機、診法病證等。

上看全句並沒有什麼深奧之處，僅用了兩個比喻來形容「天之道」，即自然界的規律：「如迎浮雲」與「若視深淵」。所謂「如迎浮雲」，是說自然界的規律就像浮雲漂泊合散，變化無窮，很難讓人完全了解。而「若視深淵」是說這規律又像深淵那樣澄淨，能讓人測得其深淺；「莫知」把自然界規律的深邃與變化不定表現了出來；「可測」把自然界變化的可掌握性表現了出來，樸素的語言中蘊含著哲理，隱喻出全書的基本思想：人的

疾病雖然多變，但一定會有外在的表現，只要把握時機即可治癒。這就是《內經》對天地自然的看法。（圖2-4）

「人與天地相參也，與日月相應也」（《靈樞・歲露論》），人一切正常的生理活動和病理變化都與天地自然息息相關。在這種觀念的指導下，《內經》將人與自然緊密地聯繫在一起。「人以天地之氣生，四時之法成」（《素問・寶命全形論》）指出人和自然界的萬物一樣，是稟受天地之氣而生、按照春夏秋冬四時法則而生長的。《素問・四氣調神大論》中又說：「夫四時陰陽者，萬物之根本也。所以聖人春夏養陽，秋冬養陰，以從其根，故與萬物沉浮於生長之門。」指出人類應該在春夏養自己

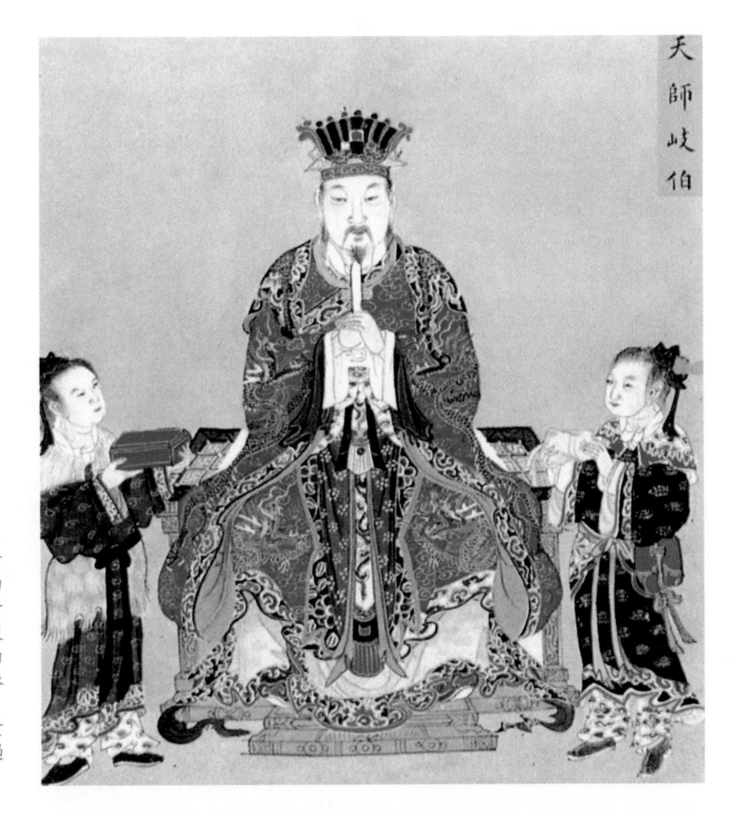

圖2-4　岐伯像，《先醫神像冊》插圖

岐伯是中國遠古軒轅黃帝時期的重要人物，與黃帝並稱爲「岐黃」。傳說岐伯不僅精於醫術脈理，還善觀察，懂樂理，能測量日影，才智過人。

的陽氣；秋冬養自己的陰氣，順從自然規律。「天有四時五行，以生長收藏，以生寒、暑、燥、濕、風；人有五臟化五氣，以生喜、怒、悲、憂、恐。」（《素問・陰陽應象大論》）人生天地之間，必須要依賴天地陰陽二氣的運動和滋養才能生存。人體的內環境要與自然界環境協調一致，對自然要有很強的適應性。

在《素問・異法方宜論》中黃帝問了一個令人深思的問題：「醫之治病也，一病而治各不同，皆愈。何也？」岐伯對曰：「地勢使然也。」地理環境的不同，造成各地易患不同的疾病，醫生根據地域特點，或用砭石，或用灸焫，或用藥物，或用九針，或用導引按蹺，治法也各不相同。所以提出了「故治不法天之紀，不用地之理，則災害至矣」（《素問・陰陽應象大論》）。如果不根據自然界的規律治病，就會出現問題，「只有雜合以治，各得其所宜」。（圖2-5）

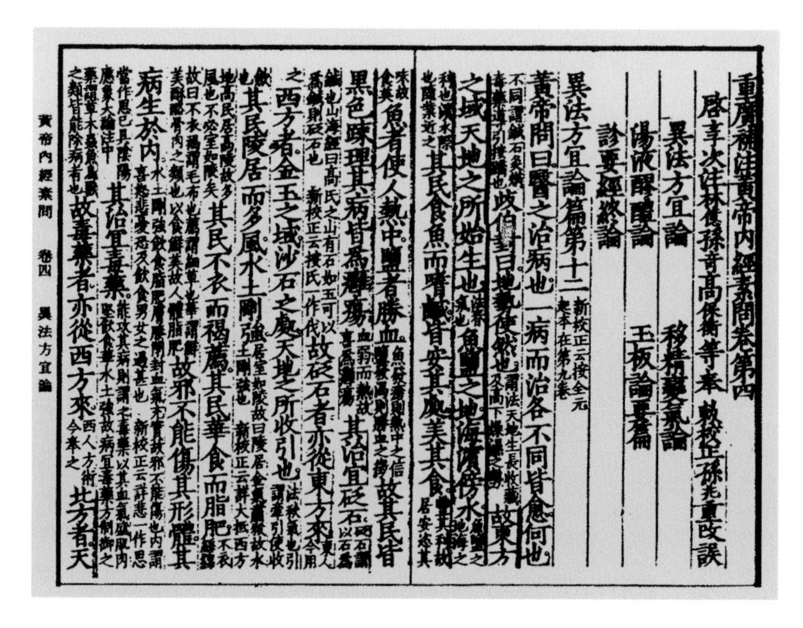

重廣補注黃帝內經素問卷第四

啟玄子次注林億孫奇高保衡等奉敕校正孫兆重改誤

異法方宜論　移精變氣論

湯液醪醴論　玉版論要篇

診要經終論

異法方宜論篇第十二（新校正云：按全元起本在第九卷）

黃帝問曰：醫之治病也，一病而治各不同，皆愈，何也？岐伯對曰：地勢使然也。（謂法天地生長收藏及高下燥濕之勢）故東方之域，天地之所始生也，（法春氣也）魚鹽之地，海濱傍水，其民食魚而嗜鹹，皆安其處，美其食，魚者使人熱中，鹽者勝血，故其民皆黑色踈理，其病皆為癰瘍，（血弱而熱，故喜為癰瘍）其治宜砭石，（砭石謂以石為鍼也。山海經曰：高氏之山有石如玉，可以為鍼，則砭石也。新校正云：按氏一作伐）故砭石者，亦從東方來。（東人今用之）西方者，金玉之域，沙石之處，天地之所收引也，（法秋氣也。引謂牽引使收斂也）其民陵居而多風，水土剛強，（居室如陵，故曰陵居。金氣肅殺，故水土剛強也。新校正云：詳大抵西方地高，民居高陵，故多風也，不必室如陵矣）其民不衣而褐薦，其民華食而脂肥，（不衣絲綿，故曰不衣。褐謂毛布也。薦謂細草也。華謂鮮美，酥酪骨肉之類也。以食鮮美，故人體脂肥）故邪不能傷其形體，其病生於內，（水土剛強，飲食脂肥，膚腠閉封，血氣充實，故邪不能傷也。內謂喜怒悲憂恐及飲食男女之過甚也。新校正云：詳悲一作思，當作思，已具陰陽應象大論注中）其治宜毒藥，（能攻其病，則謂之毒藥。以其血氣盛，肌肉堅，飲食華，水土強，故病宜毒藥，方制御之。藥謂草木蟲魚鳥獸之類，皆能除病者也）故毒藥者，亦從西方來。（西人方術今奉之）北方者，天

黃帝內經素問　卷四　異法方宜論

圖2-5　《素問・異法方宜論》局部

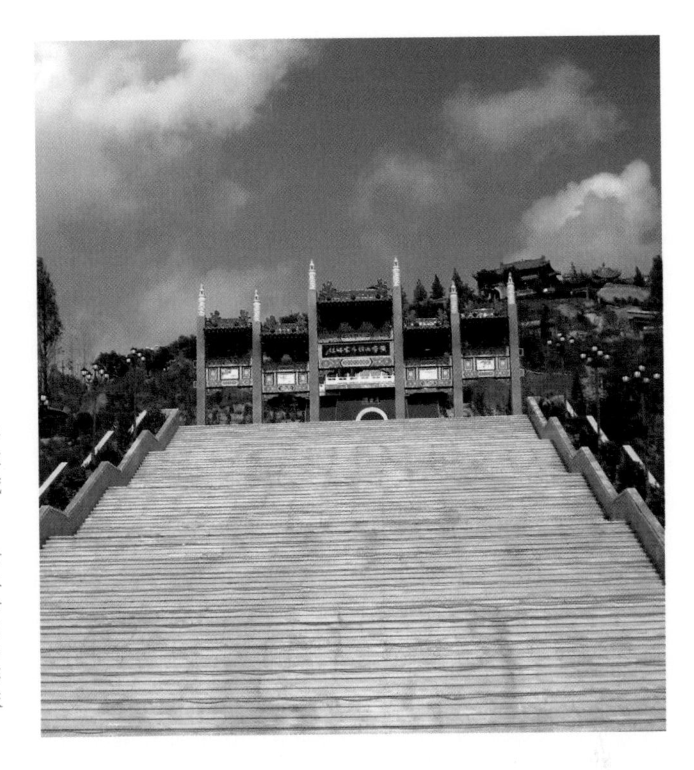

圖2-6 《黃帝內經千家碑林》，石刻牌坊，甘肅慶陽市慶城縣（唐國增/攝）

該牌坊以「岐黃論醫，日月同輝」為主題，由1000多名書法家分段書寫《黃帝內經》的內容，並刻石立碑，樹碑成林，形成了中國唯一石刻版本的《黃帝內經》。

《內經》整體觀的思想有著深刻的中國古代文化及哲學背景。天人關係自西周以來一直是中國思想史上最重要的命題之一。《老子》說過「人法地，地法天，天法道，道法自然」，《易經》有「天行健，君子以自強不息」的爻辭，《內經》吸收了這些古代文化的營養，藉以闡發醫學理論，形成其精彩之處。

唐代醫學家王冰曾說過，如果能在實踐中對《內經》的理論加以運用，就會出現醫療奇蹟，「故動則有成，猶鬼神幽贊，而命世奇傑，時時間出焉」，《內經》這部著作成就了歷代數不勝數的名醫；而這些名醫妙手回春的醫療事蹟也向世人展示著《內經》帶給後世的無窮智慧。

（圖2-6）

方書之祖——《傷寒論》

東漢末年，戰爭不斷，人民顛沛流離，飢寒困頓，各地接連暴發疫病，以致「家家有僵屍之痛，室室有號泣之哀」。就在這個時候，一位醫學偉人寫下了一部流傳千古的醫著《傷寒雜病論》，這位偉人就是被人尊奉爲「醫聖」的張機。（圖2-7）

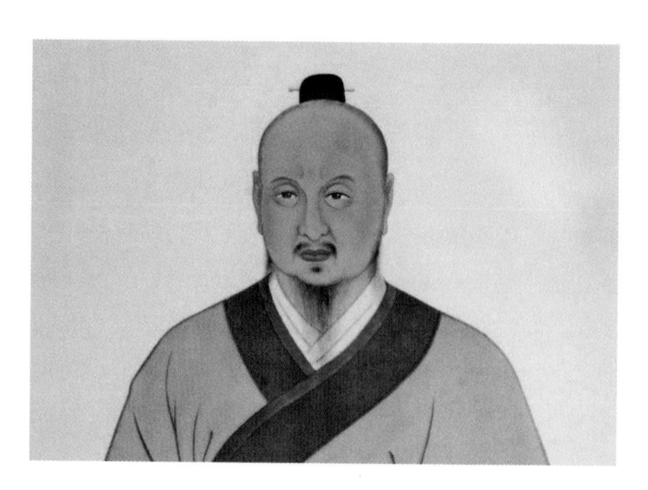

圖2-7　張仲景

張仲景（約150－219），名機，東漢末年南陽郡涅陽人。張仲景的著作除《傷寒雜病論》外，還有《張仲景五臟論》、《張仲景脈經》、《張仲景療婦人方》、《五臟營衛論》、《療黃經》、《口齒論》等。

張機，字仲景，南陽郡涅陽（今河南省南陽縣）人，約生於公元150年，卒於公元219年。他從小好學深思，「博通群書」。他的同鄉何顒十分賞識他的才智，認爲他「用思精」，以後必爲良醫。我們從晉代皇甫謐《針灸甲乙經．序》的記載裏就可以看出他的用思精深，醫術高超。一次張仲景見到詩人王仲宣，對他說：「君有病，四十當眉落，眉落半年而死，喝五石湯可以免於一死。」當時王仲宣只有二十幾歲，嫌仲景的話逆耳，便沒有聽從勸告，拿藥未服。過了三天，二人再次相見，張仲景問：「你服過五石湯了嗎？」王仲宣有些反感，就敷衍地說：「服過了。」張仲景觀察了他的氣色，說：「不像，看你的氣色，肯定沒有服過藥。你爲什麼這樣輕視自己的生命呢？」可王仲宣還是不信。過了二十年，王仲宣果然開始脫眉，眉落一百八十七日之後，不治身亡。（圖2-8）（圖2-9）

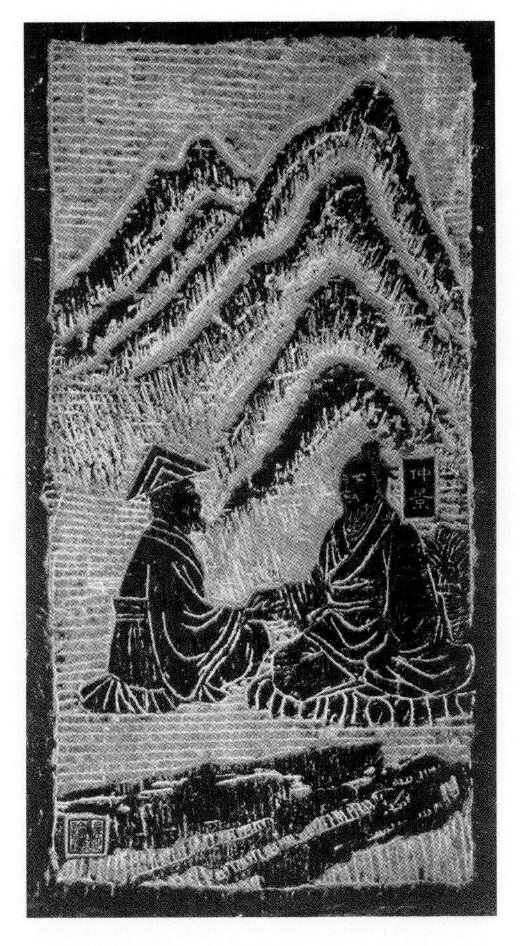

圖2-8 《張仲景組畫》局部，石碑，河南省南陽市醫聖祠（王立力/攝）

《張仲景組畫》刻於醫聖祠東廊，再現了張仲景下荊襄、登桐柏、赴京洛、涉三湘，「勤求古訓、博採眾方」的一生。該圖描繪的是張仲景爲民看病的場景。

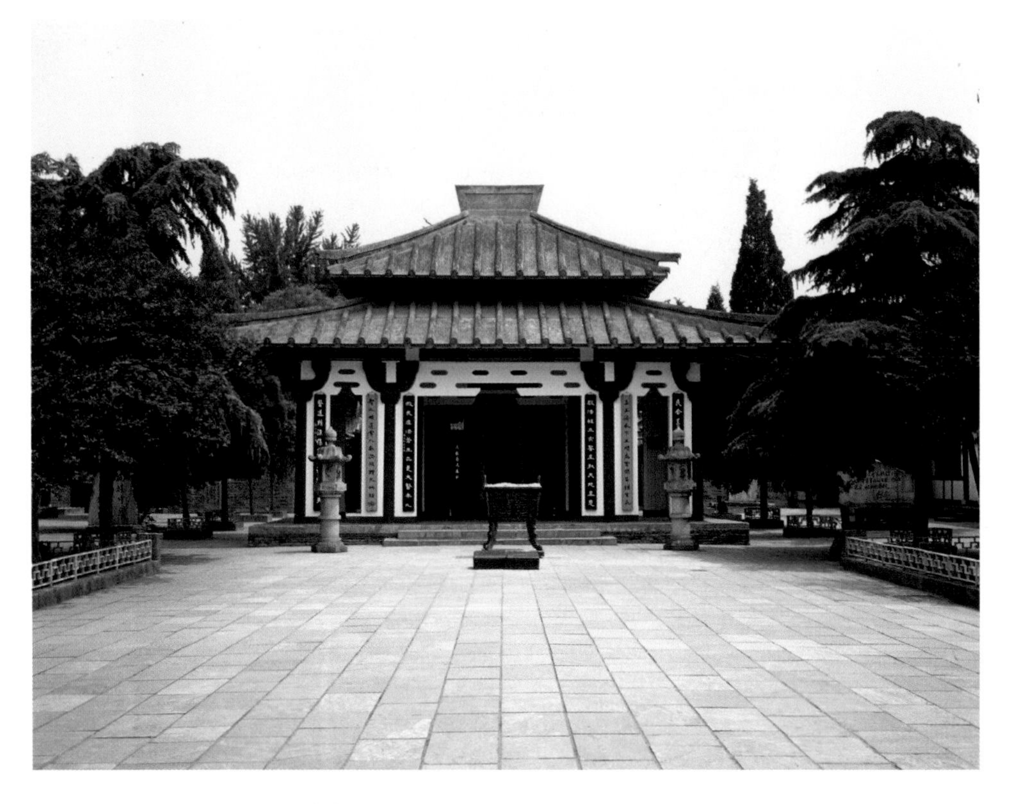

圖2-9 醫聖祠，河南省南陽市（王立力/攝）

醫聖祠位於南陽古城東關溫涼河畔，是東漢偉大的醫學家張仲景的祠墓所在地。祠內有兩座碑廊，東廊刻有張仲景組畫，西廊刻有中國醫藥史上的113位名醫畫像，是國內最大的歷代名醫畫像碑廊。

關於張仲景，唐代著名史學家劉知幾曾經說過，陳壽的《三國志》不爲張仲景立傳，是「網漏吞舟，過爲迂闊」，爲史官之失職。「正史」中無傳，也爲後人研究張仲景及其著作帶來極大的困難。（圖2-10）

據《傷寒雜病論・序》（圖2-11），在那疫病肆虐的時代，張仲景家族也未能倖免，原本二百餘人的大家族，不到十年，就有三分之二的人死於疾病，而患傷寒病的人佔了七成。面對這種悲痛的慘景，他「感往昔之淪

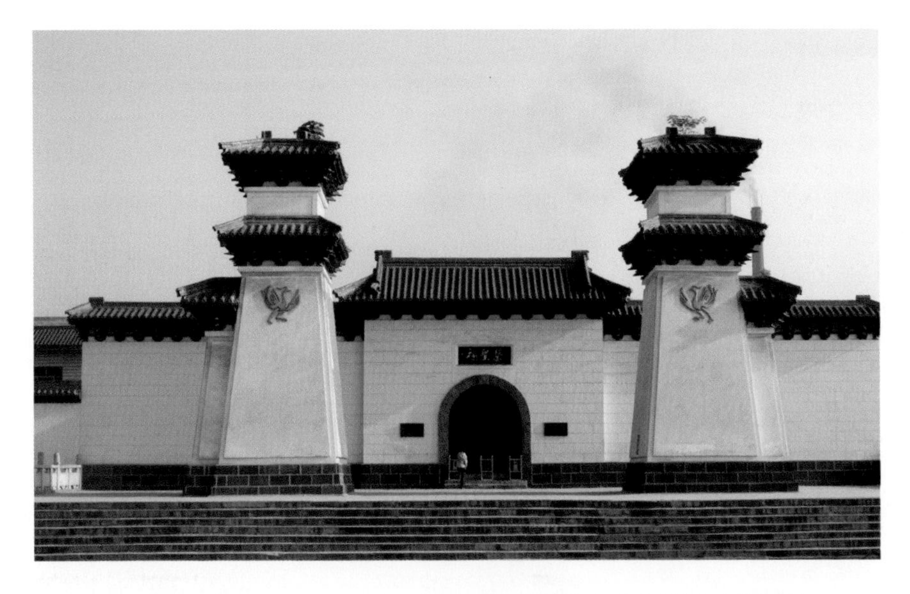

圖2-10　醫聖祠仿漢闕門，河南省南陽市（聶鳴/攝）

醫聖祠大門頗具漢代建築風格，門上「醫聖祠」三個大字是郭沫若先生於1959年12月所題，字形蒼勁有力，熠熠生輝。

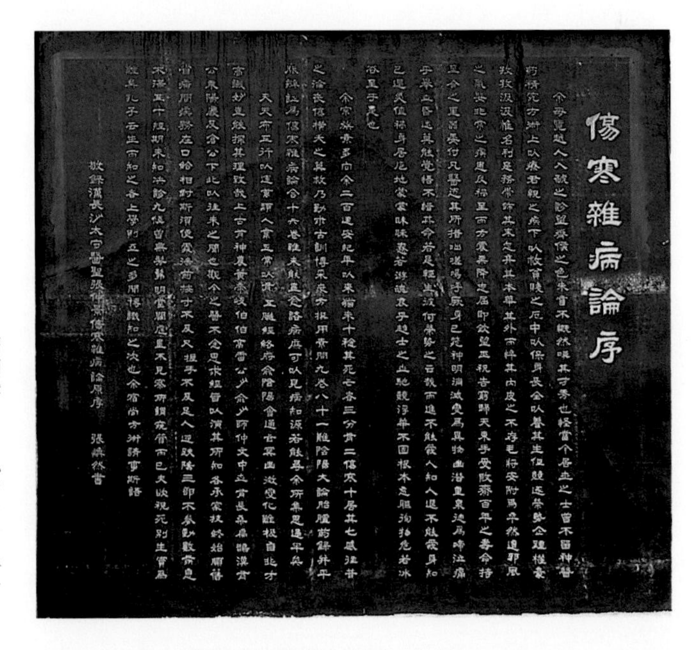

傷寒雜病論序

圖2-11　《傷寒雜病論·序》局部，石刻本，河南省南陽市醫聖祠

醫聖祠門庭內有一塊巨大的石屏，其背面雕刻著張仲景寫的《傷寒雜病論·序》，在序言中，張仲景說明了自己從醫的原因。

喪，傷橫夭之莫救」，於是發憤研究醫學，勤奮學習古人著作，博採衆方，寫下《傷寒雜病論》，希望借此來實現他「上以療君親之疾，下以救貧賤之厄，中以保身長全，以養其生」的夙願。（圖2-12）

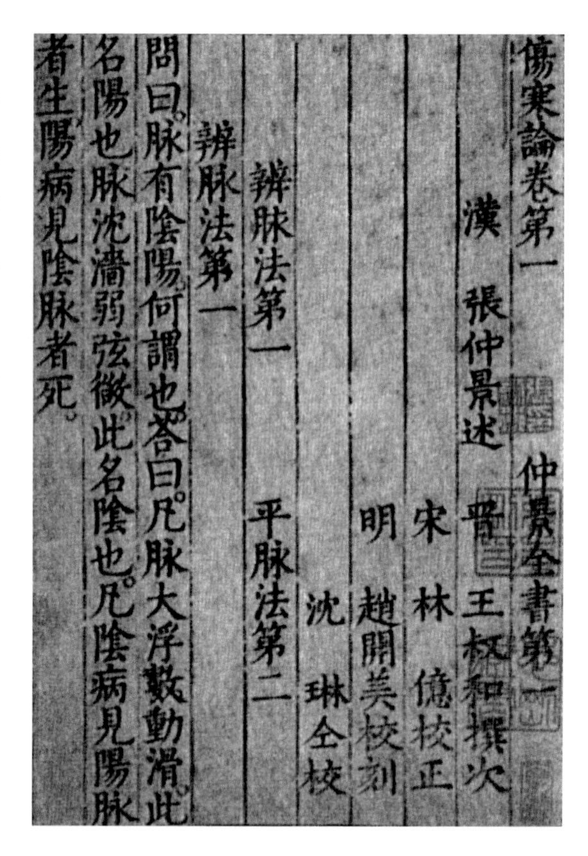
傷寒論卷第一　　仲景全書第一
漢　張仲景述
晉　王叔和撰次
宋　林　億校正
明　趙開美校刻
沈　琳仝校
辨脉法第一　平脉法第二
辨脉法第一
問曰。脉有陰陽何謂也。答曰。凡脉大浮數動滑此名陽也。脉沈濇弱弦微此名陰也。凡陰病見陽脉者生。陽病見陰脉者死。

圖2-12　《傷寒雜病論》局部，明萬曆刻本

《傷寒雜病論》是中國醫學史上影響最大的古典醫著之一，也是中國第一部臨床治療學方面的巨著。《傷寒雜病論》的貢獻，首先在於發展並確立了中醫辨證論治的基本法則，把外感熱病的所有症狀，歸納爲六個證候群和八個辨證綱領，按太陽、少陽、陽明、太陰、少陰、厥陰六經來分析歸納疾病發展過程的演變和轉歸，以陰、陽、表、裏、寒、熱、虛、實八綱來辨別疾病的屬性、病位、邪正消長和病態表現。辨證論治不僅爲診療一切外感熱病提出了綱領性的法則，同時也給中醫臨床各科找出了診療規律，成爲指導後世醫家臨床實踐的基本準繩，甚至有人認爲《傷寒雜病論》是中醫之魂。

《傷寒雜病論》的貢獻還在於它以整體觀念爲指導，創立了一系列卓

有成效的方劑。據統計，《傷寒雜病論》載方一百一十三個，《金匱要略》載方二百六十二個，除去重複，兩書實收方劑二百六十九個。這些方劑配伍嚴密而精妙。例如：桂枝與芍藥配伍，如果用量相同（各3兩），即爲桂枝湯（由桂枝3兩，芍藥3兩，炙甘草2兩，生薑3兩，大棗12枚組成），具有解肌散邪、調和營衛、補益脾胃之功效。如果再加桂枝3兩，則可治奔豚氣上沖（以患者自覺氣從少腹上沖至心胸爲主症的疾病），如果芍藥加倍，即成治療腹中急痛的小建中湯。若桂枝湯加附子、葛根、人參、大黃、茯苓等則可衍化出幾十個方劑。變化之妙，療效之佳，令人歎爲觀止。（圖2-13）

今天，《傷寒雜病論》中許多著名方劑仍然發揮著巨大作用，例如：治療乙型腦炎的白虎湯，治療肺炎的麻黃杏仁石膏甘草湯，治療急、慢性闌尾炎的大黃牡丹皮湯，治療膽道蛔蟲的烏梅丸，治療痢疾的白頭翁湯，治療急性黃疸型肝炎的茵陳蒿湯等，都是臨床中常用的良方。而《傷寒雜病論》在中藥劑型上的創新，也大大超過了漢代以前的各種方書。有湯劑、丸劑、散劑、膏劑、酒劑、洗劑、浴劑、熏劑、滴耳劑、灌鼻劑、吹鼻劑、灌腸劑、陰道栓劑、肛門栓劑等十幾種。因此後世稱張仲景的《傷寒雜病論》爲「方書之祖」，該書所載方劑爲「經方」。

然而這樣一部著作流傳下來卻有著十分曲折的經歷。《傷寒雜病論》在張仲景去世後不久就散佚了。劉渡舟在《傷寒論臨證指要》中說：「仲景之書在其歷史長河之中，發生了三次大的變革。」第一次是經王叔和整理，今天在《脈經》的卷七、卷八、卷九保存了傷寒論的主要內容；第二次是唐代孫思邈，今天在《備急千金翼方》的卷九、卷十保存了《傷寒雜病論》的內容；第三次，經宋代林億等校正，《傷寒雜病論》一分爲二，以《傷寒論》與《金匱要略方論》兩書流傳。《傷寒雜病論》在歷史長河中的時隱時現，正是許多中醫經典傳承的眞實寫照，如果失去了這些整理

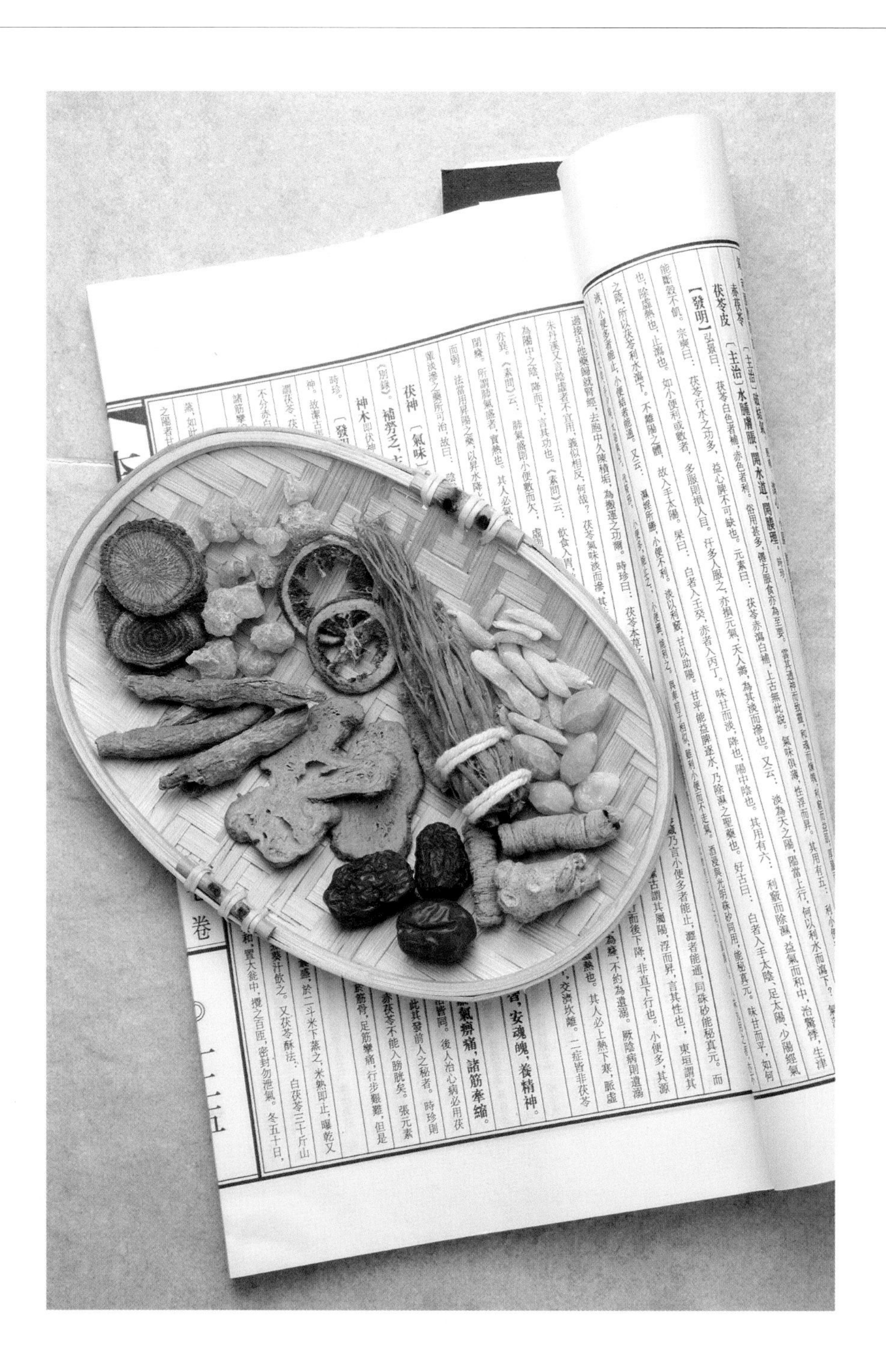

經典的偉人，現在我們可能就看不到這些著作了。一部《傷寒雜病論》的流傳史，也是中醫古籍流傳整理史的縮影。

清代醫家張志聰說過：「不明四書者不可以爲儒，不明本論（《傷寒論》）者不可以爲醫。」因此，由晉代至今，整理、注釋、研究《傷寒雜病論》的中外學者逾千家。鄰國日本自康平年間（相當於宋朝）以來，研究《傷寒論》的學者也有近兩百家。《傷寒雜病論》是中醫古籍中研究者最多的一部。此外，朝鮮、越南、印度尼西亞、新加坡、蒙古等國的醫學發展也都不同程度地受到其影響及推動。目前，《傷寒論》和《金匱要略》仍是中醫院校開設的主要基礎課程之一。

圖2-13 桂枝、芍藥等中草藥

比喻出來的脈象——《脈經》

中醫界有句俗語：「熟讀王叔和，不如臨症多。」這個王叔和就是中醫脈學專著《脈經》的作者，他因編撰《脈經》一書而出名，人們就用指代的修辭手法，直接用王叔和來指代中醫的脈法。（圖2-14）

王叔和，西晉人，名熙，高平（今山東省東平縣，一說山西高平）人，具體的生卒年代已經不可考證。世人稱他爲晉太醫令，大多是因爲宋代林億校勘醫書時這樣稱呼他。據高湛的《養生論》記載，他性情沉靜，精通經史著作，喜好著述，深入

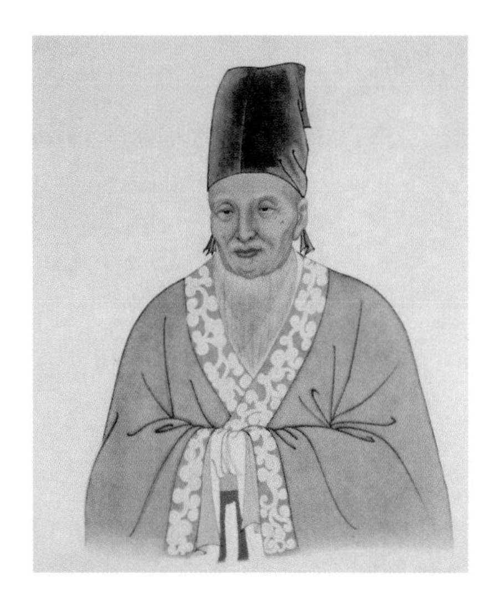

圖2-14　王叔和像

王叔和，魏晉時期的醫學家。他精研醫學，重視診脈，著有《脈經》一書。

研究脈學，精心診病切脈，通曉養生之道。他一生做了兩件名垂醫史的大事，一件是搜集整理瀕臨散佚的張仲景著作《傷寒雜病論》，使仲景學說能夠流傳後世；另一件就是對魏晉以來古代脈學文獻進行系統的整理和研究，並結合自己的臨證實踐經驗，編寫成《脈經》十卷，創立了脈學的完整體系。（圖2-15）

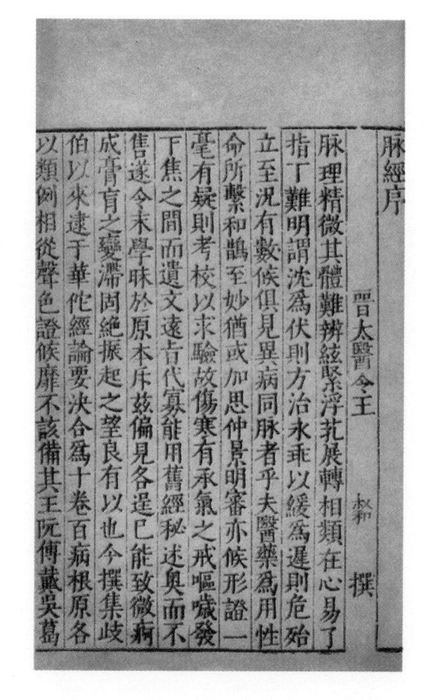
脉經序
晉太醫令王叔和撰
脉理精微其體難辨弦緊浮芤展轉相類在心易了
指下難明謂沈爲伏則方治永乖以緩爲遲則危殆
立至況有數候俱見異病同脉者乎夫醫藥爲用性
命所繫和鵲至妙猶或加思仲景明審亦候形證一
毫有疑則考校以求驗故傷寒有承氣之戒嘔噦發
下焦之問而遺文遠古代寡能用舊經秘述奥而不
售遂令末學昧於原本斥兹偏見各逞已能致微痾
成膏肓之變滯固絕振起之望良有以也今撰集岐
伯以來逮于華佗經論要決合爲十卷百病根原各
以類例相從聲色證候靡不該備其王阮傅戴吳葛

圖2-15　《脈經》局部

《脈經》是中國醫學史上現存第一部脈學專著。共10卷97篇，由西晉太醫令王叔和編撰。

候脈診病，是中醫診斷學的重要內容。但是要眞正掌握脈學的精髓，絕非易事，所以王叔和在《脈經・序》中說，脈學道理精深微妙，脈象難於辨別。以弦、緊、浮、芤四種脈象來說，十分相似，心裏雖然清楚明白，手指之下卻難以辨別，如果把沉脈錯辨爲伏脈，開出的藥方必定與病情相悖；把緩脈錯當爲遲脈，治病就會立刻出現危險。更何況有時幾種脈象同時出現在一個病上，不同的病又顯現出相同的脈象呢！王叔和的話一語道出了指下脈象難辨和錯辨脈象帶來的巨大危害，說明了在當時制定一套脈象的統一標準是多麼迫切的事情。

然而中醫學的脈象不像西醫解剖學中的血管、肌肉、骨骼等等是我們肉眼直觀可見的。脈象隱藏於人體腕部，只能通過醫生切脈時指下的感覺分辨清楚。要把種類繁多的不同脈象用語言描繪出來，使醫生讀得懂，能掌握，會辨別，非常困難。可是王叔和卻在《脈經》中調動了衆多語言手段，特別是運用比喻的修辭手法，把脈象形象生動地描繪出來。（圖2-16）（圖2-17）

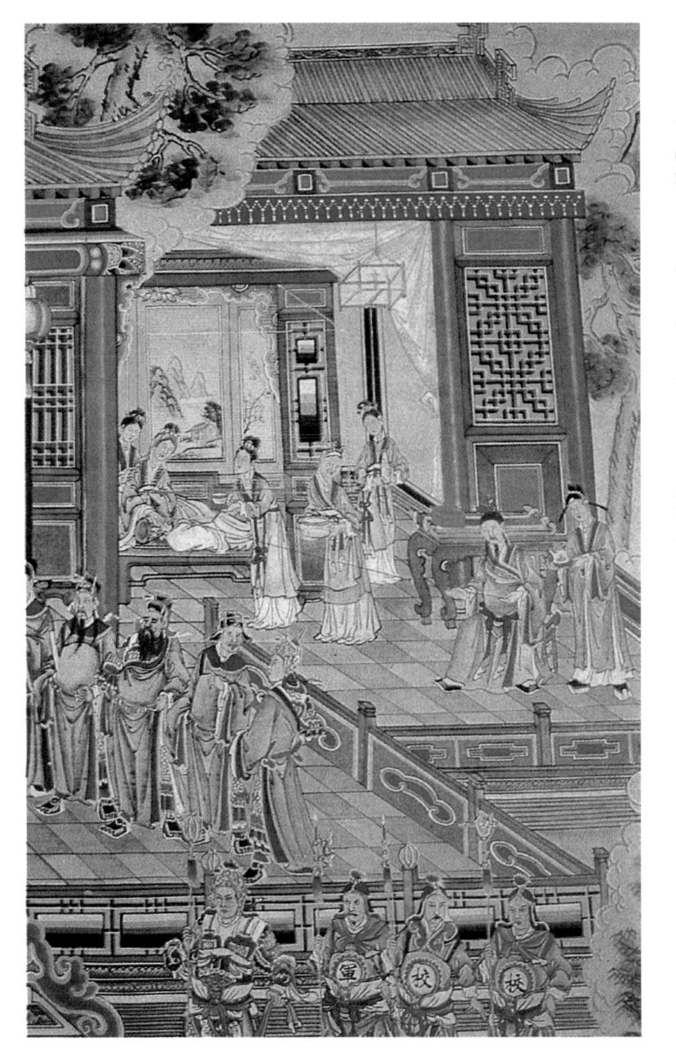

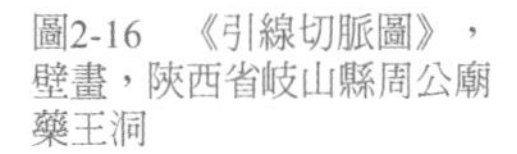

圖2-16　《引線切脈圖》，壁畫，陝西省岐山縣周公廟藥王洞

畫中描述的是孫思邈爲一貴婦引線切脈的場景。

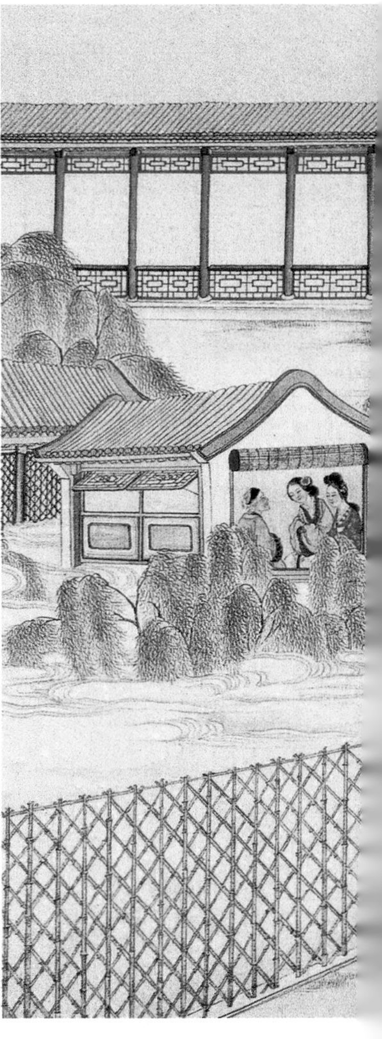

圖2-17　《王大夫診脈瀟湘館》，絹本，〔清〕孫溫繪

該圖描繪的是《紅樓夢》第八十三回王御醫給林黛玉診脈的場景。

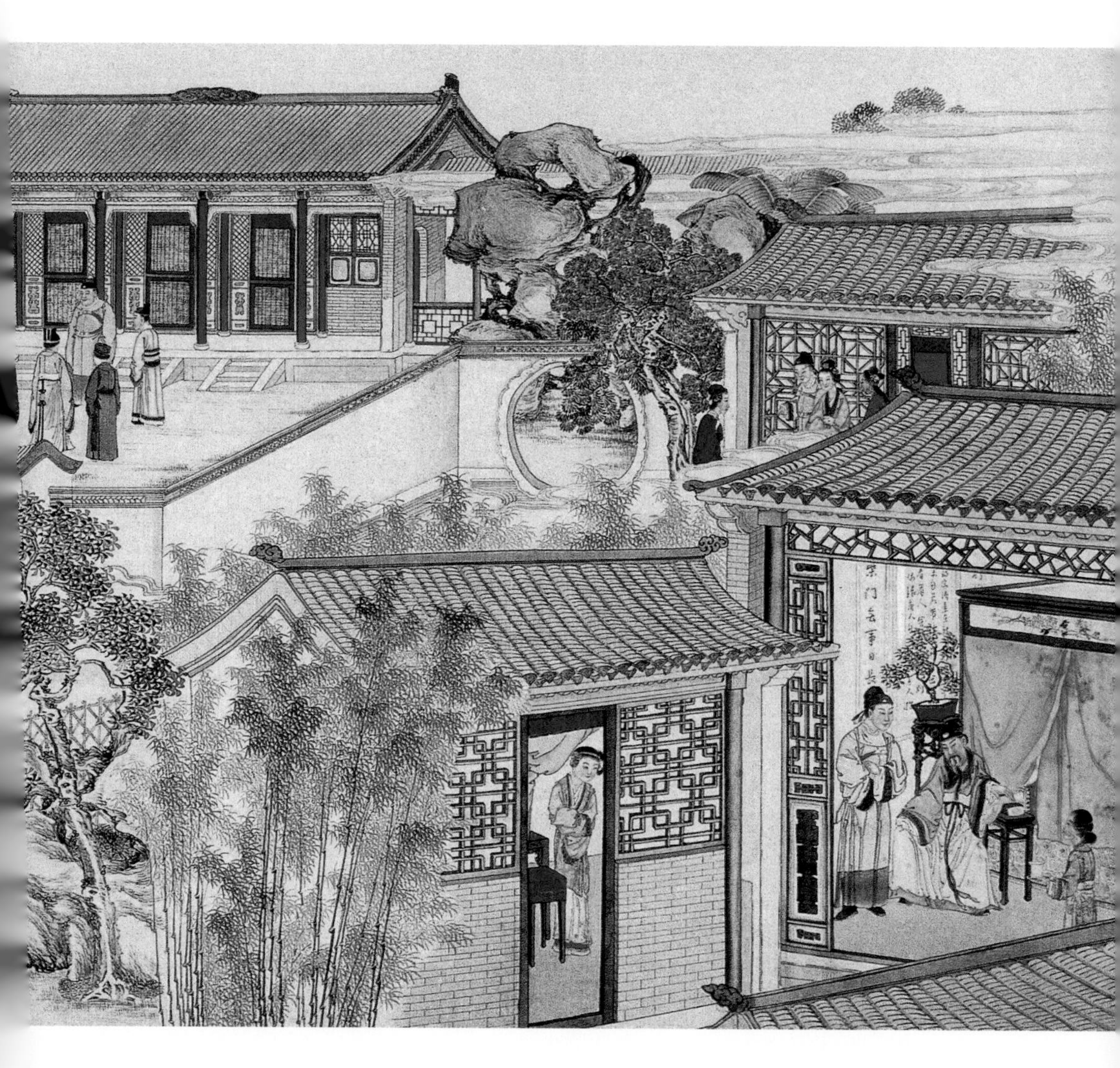

首先他的比喻用得通俗。例如：「脾脈來而和柔相離，如雞足踐地，曰平」、「脾脈來實而盈數，如雞舉足，曰脾病」、「脾脈來，堅兌如鳥之喙，如鳥之距，如屋之漏，如水之溜，曰脾死」，在這三條關於脾的平脈（正常脈象）、病脈和死脈的描述中，王叔和連用了「如雞足踐地」、「如雞舉足」、「如鳥之喙」、「如鳥之距」、「如屋之漏」、「如水之溜」

六個不同的比喻。雞足舉落的不同，只要細心觀察雞走路，就能看出之間的區別。「喙」指鳥嘴，「距」指的是雉鳥腿後面突出像腳趾的部分，它們的共同之處是堅硬，因此只要用手觸摸過，就能感受到脾死脈堅硬的程度。屋漏、水溜均指水向下急流，只要親眼看過，就能具體感受到脾死脈來之鋒銳。這些比喻因通俗易見，所以讓人感悟深刻，一看即懂。

其二是比喻時注意同中有異。「肺脈來厭厭聶聶，如落榆莢，曰肺平」、「肺脈來如物之浮，如風吹毛，曰肺死」。書中用「如落榆莢」形容肺平脈，用「如風吹毛」形容肺死脈。榆莢飄落時輕輕揚揚卻終歸有根落地，大風吹毛飄舞紛飛卻不知去向，這就是兩者的區別。結合前文「厭厭聶聶」與「如物之浮」的描述，兩種脈象雖然都有飄舞的特點，卻有「有根」與「無根」的區別，這就是它們的同中之異。

《脈經》中的比喻有時用得十分工整：「寸口脈，瀫瀫如羹上肥，陽氣微；連連如蜘蛛絲，陰氣衰。」這是王叔和形容病人陽氣微與陰氣衰的比喻。疊音詞「瀫瀫」是漂浮游動的樣子，「羹上肥」就是羹湯上的浮油。用羹湯上漂浮不定的浮油來形容人陽氣微弱到脈象飄忽不定，用蜘蛛結絲似連似斷來形容陰氣衰敗到脈象細微似有似無，全句「瀫瀫」與「連連」相對、「如羹上肥」與「如蜘蛛絲」相對爲文，的確是佳喻。

比喻用得好，形象具體鮮明，能讓人有感性認識，對所喻事物把握得準確，理解得透徹。用得不好，就使人有如霧裏看花，摸不著頭腦。《脈經》中的比喻用得準、巧，堪稱經典。全書就是用這些形象的比喻爲人們描述著脈象並在這描述中顯現出著書者的聰明智慧、語言才華、醫學經驗、對事物出神入化的觀察。當然，這不是王叔和一個人的智慧，他學習了魏晉以前所有關於脈學的古代文獻，才有了這些比喻出來的脈象。中醫經典著作最突出的特點就是在醫理的闡述中，展現出了深厚的文化底蘊，如：語言的天賦、廣博的經史知識以及天文曆法等，這正反映出中醫理論是形成於中華文化的

沃土之上的。（圖2-18）

《脈經》在中國醫學發展史上有著十分重要的地位。它不僅第一次總結歸納出了二十四種脈象的標準，同時首開對脈象進行鑒別的先河，對不同脈象的臨床意義進行了大量論述，還爲我們保留了魏晉以前許多珍貴的醫學文獻。該書著成後，在國內外產生了極大影響。唐代太醫署把它作爲必修課程，日本古代醫學教育效法唐制，也將它作爲學習醫學的必修課。它還被傳到西藏地區，對藏醫學相關學科的發展產生了重大影響。通過西藏，脈學又傳入印度，並輾轉傳入阿拉伯國家，並對西歐脈學的發展也有影響。今天《脈經》仍然是學習中醫學的必修課程，人們在「臨症」中「熟讀王叔和」，體會著脈學理論。

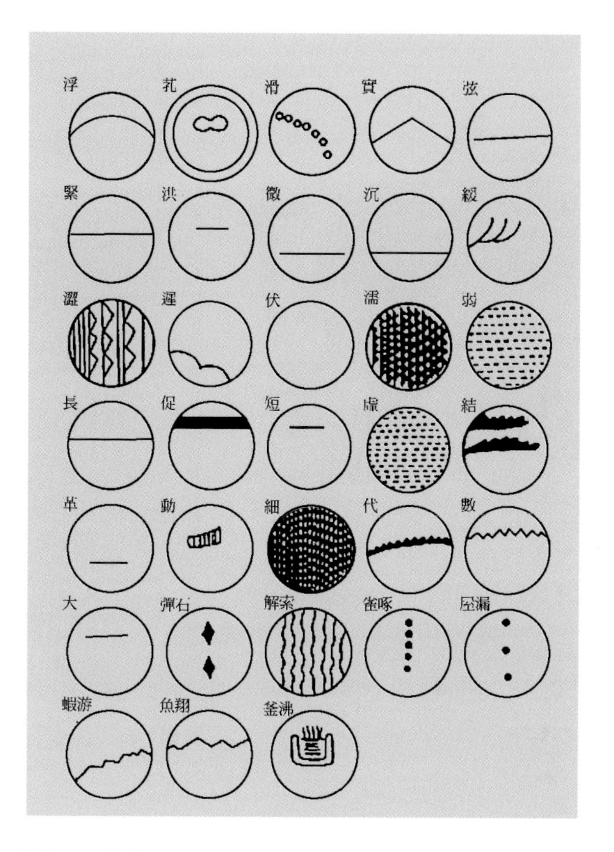

圖2-18　《脈象圖》，〔宋〕施發，《察病指南》插圖

圖中描繪了33種脈象的脈搏跳動，以圖示脈，形象生動，別開生面。《察病指南》是中國現存較早而系統的一部診斷學專著，該書以闡述脈學爲主，兼附聽聲、察色等診法。

金谷園裏的吟唱——《本草綱目》

相傳晉代富豪石崇在洛陽建造了一座規模宏大的花園，叫「金谷園」。園裏樓台亭閣，池沼碧波，交相輝映，再加上茂樹修竹，百花競豔，竟如天宮瓊宇，因此，「金谷春晴」成爲洛陽八景之一。明代文壇鉅

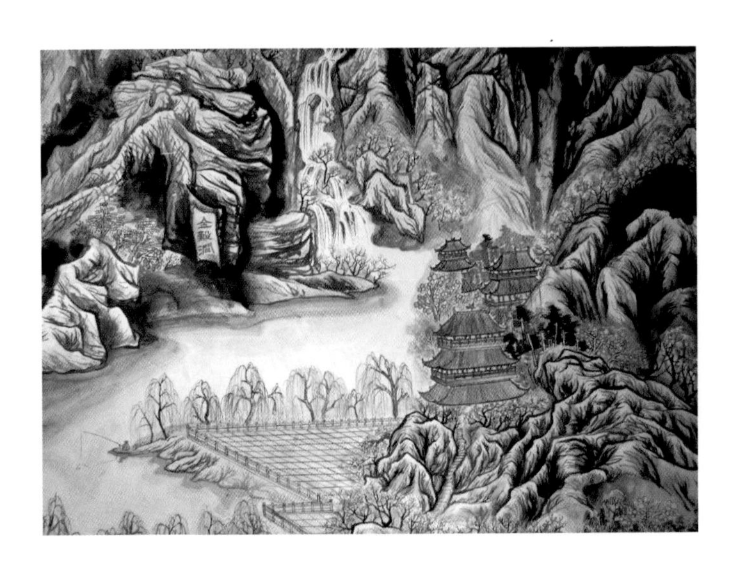

圖2-19 《金谷春晴圖》，河南省洛陽市（聶鳴/攝）

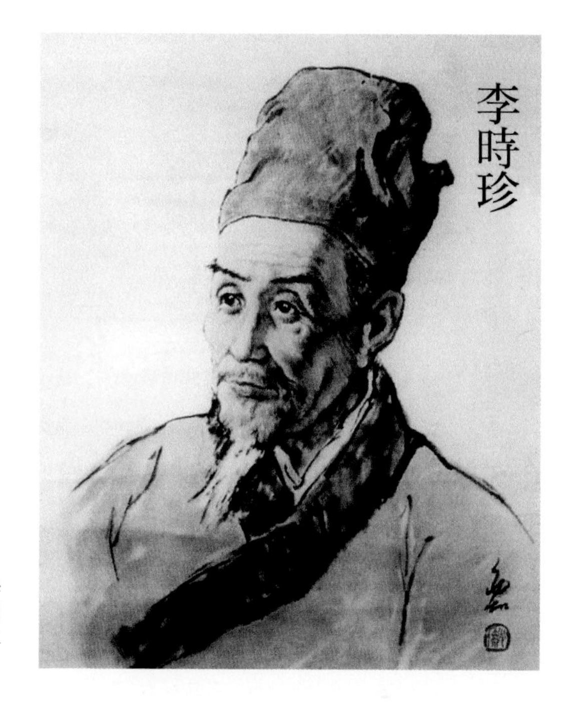

圖2-20 李時珍

李時珍（1518—1593），字東璧，晚年自號瀕湖山人，湖北蘄州人，中國古代偉大的醫學家、藥物學家。所著《本草綱目》一書，在國內外均有很高的評價，已有多種文字的譯本。

子、刑部尚書王世貞把當時的一部藥物學著作《本草綱目》喻爲金谷園，盛讚它「如入金谷之園，種色奪目；如登龍君之宮，寶藏悉陳」。這部著作眞的像金谷園一樣，讓人興趣盎然、流連忘返嗎？（圖2-19）

《本草綱目》是明代醫學家李時珍的巨著。李時珍是湖北蘄州（今蘄春）人，出生於醫學世家。他聰明好學，十四歲時便考中秀才，但連續三次參加鄉試都沒能考中舉人。古人云：「不爲良相，便爲良醫。」從此他隨父學醫，把治世經國的理想融入其中。十年苦學，熟讀四書五經、正史詩文、諸子百家，造就了他深厚的文化素養；足跡遍佈大江南北的實地考察，使他獲得了大量第一手資料，這些都爲他編寫《本草綱目》奠定了堅實的基礎。（圖2-20）（圖2-21）

《本草綱目》創新了以往藥物分類的體系，從《神農本草經》起，本

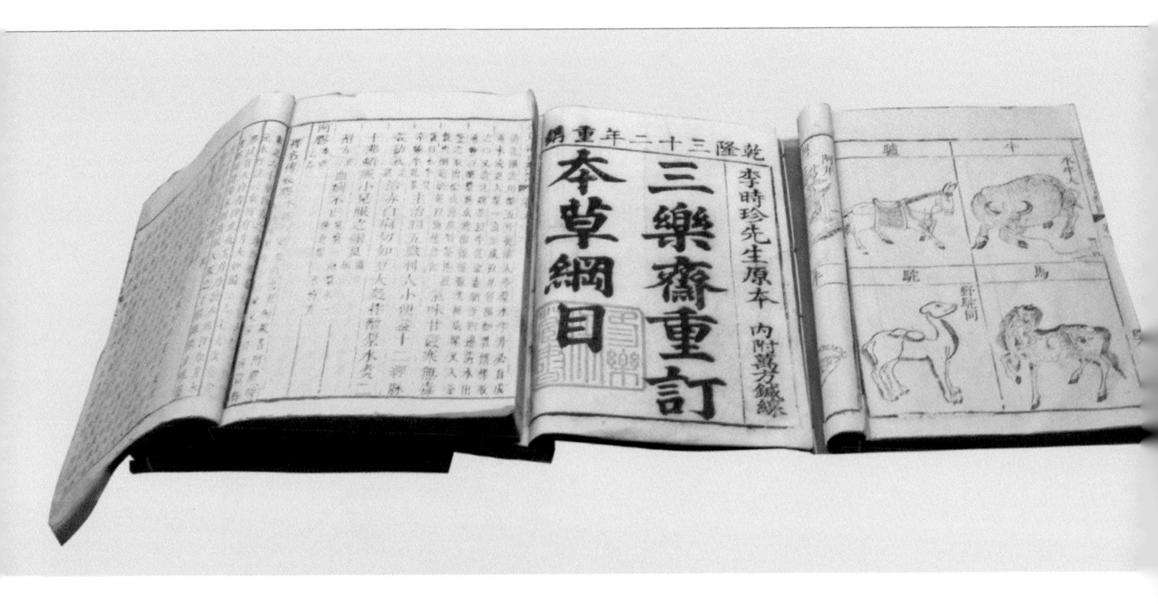

圖2-21 《本草綱目》，中國阿膠博物館（俄國慶/攝）

草著作就按照上、中、下三品分類，而《本草綱目》根據「從微至巨」「從賤至貴」的原則，把全書的藥物分爲水、火、土、金石、草、穀、菜、果、木、服器、蟲、鱗、介、禽、獸、人共十六部，每一部之下又再分類，無意之中暗合了三大部類的分類原則，即先分有機物和無機物，有機物中又分動物和植物。全書以綱帶目，綱舉目張，條理清晰，結構嚴謹，博而不繁，詳而有要。在一百九十餘萬字的著作中，引用歷代文獻九百餘種，收錄藥物多達一千八百九十二種，其中李時珍新增藥物三百七十四種，書中附有藥物圖一千一百零九幅、藥方一萬一千零九十六個。全書的編寫歷時三十年才完成，參考著作八百餘家，共三易其稿，傾注了李時珍畢生的心血。書中除記載藥物的產地、種、形態、採摘、炮炙方法、性味、功效、主治之外，還融入了許多中國文化元素。如在《本草綱目》中李時珍大量引用古代詩賦，有時竟如神來之筆。在中藥「當歸」條下，李時珍說：「古人娶妻爲嗣續也（傳宗接代），當歸調血爲女人要藥，有思夫之意，固有當歸之名，正與唐詩『胡麻好種無人種，正是當歸又不歸』之旨相同。」該詩句引用得非常巧妙，恰好說明了當歸命名的緣由。在《本草綱目》中還記載了許多與民俗有關的內容，像在「檳榔」的「釋名」中，他引用了《南方草木狀》說明交、廣一帶凡是貴客來到，一定奉上檳榔的習俗；在「艾草」的「集解」當中，引用《荊州歲時記》記載的當地在端午節黎明前，採收艾草做成人形懸掛在門上以驅除毒氣的風

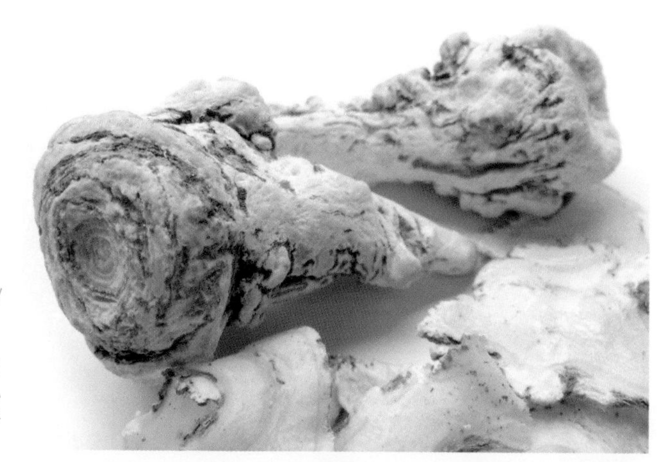

圖2-22 當歸（陳巧瑜/攝）

當歸又名山蘄、白蘄等，「當歸」一詞首見於《神農本草經》，味甘、辛，性溫。

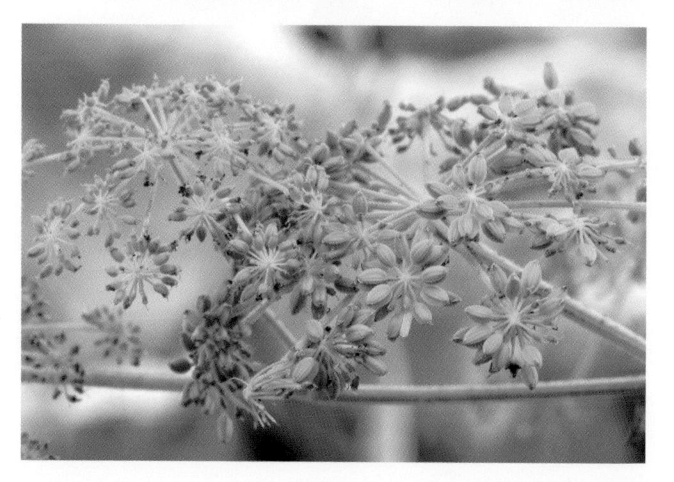

圖2-23 當歸（安雅/攝）

傘形科植物，多年生草本，莖帶紫色，根肥大，可入藥。

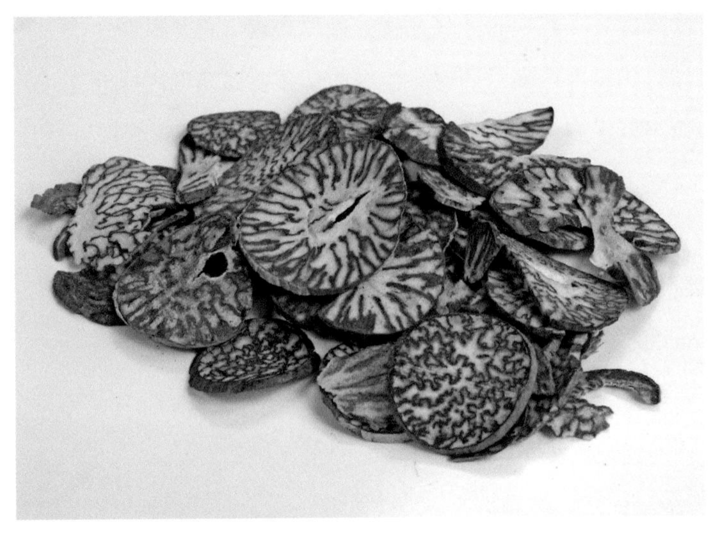

圖2-24 檳榔

別名賓門、橄欖子、檳榔子、榔玉等，爲棕櫚科植物檳榔的種子，味苦、辛，性溫。藥用檳榔具有健胃、瀉氣攻積、治痢固齒、驅蟲行水等功效。

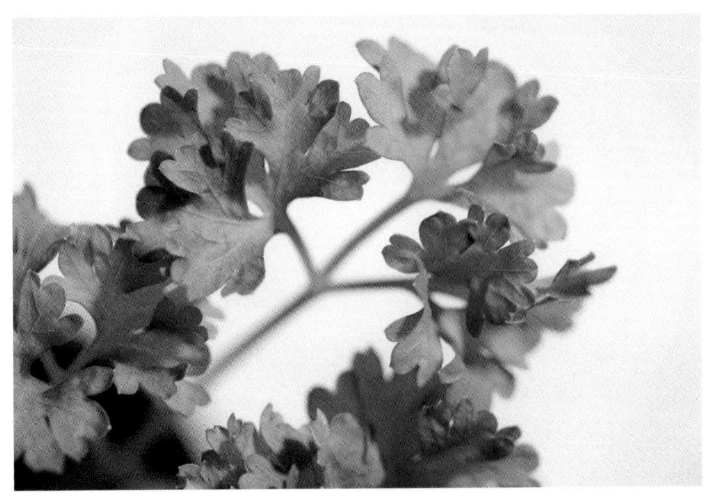

圖2-25 艾草

多年生草本植物，植株有濃烈香氣，分佈於亞洲及歐洲地區。中醫針灸術中的「灸」指拿艾草點燃之後去熏、燙穴位的治療方法。中國民間用拔火罐的方法治療風濕病時，以艾草作爲燃料效果更佳。

俗。（圖2-22）（圖2-23）（圖2-24）（圖2-25）

菊花在《本草綱目》中屬草部芳草類，是人們非常熟悉的植物，寒霜過後百花凋零的深秋，唯有菊花生意盎然，傲霜怒放。《本草綱目》引《埤雅》篇說：「菊，本作蘜，從鞠。鞠，窮也。」古人認爲，植物開花及賞花之事，到菊花開後就窮盡結束了，所以菊有花事窮盡的意思。菊花還有「女節」、「女花」的別名，而「治蘠」、「日精」、「更生」、「周盈」等分別是菊根、莖、花、實不同部位的叫法。李時珍的筆下，菊有上百個品種，莖葉花色，種種不同。根莖有株蔓紫赤青綠的區別，葉子有大小厚薄尖凸的差異，花朵則有千葉單葉、有心無心、有子無子、黃白紅紫、間色淺深、大小的不同。性味又有甘、苦、辛三種。如果說石崇的金谷園裏只有幾種菊花都能獲得賓客的嘖嘖讚美，那麼，《本草綱目》裏上百種栩栩如生的菊花定能讓世人歎爲觀止。（圖2-26）

《本草綱目》以寥寥數筆對菊進行了概括：「菊春生夏茂，秋花冬實，備受四氣，飽經露霜，葉枯不落，花槁不零」，這是菊的特點；「其苗可蔬，葉可啜，花可餌，根實可藥，囊之可枕，釀之可飲」，這是菊的妙用。三國名士鍾會《菊有五美贊》詩篇稱菊花：「圓花高懸，準天極也；純黃不雜，後土色也；早植晚發，君子德也；冒霜吐穎，象眞質也；

圖2-26　菊花

多年生草本植物，喜涼爽，較耐寒，頭狀花序皆可入藥。安徽的亳菊、浙江的杭白菊、河南的懷菊花、河北的祁菊花爲中國重要的菊花品種。

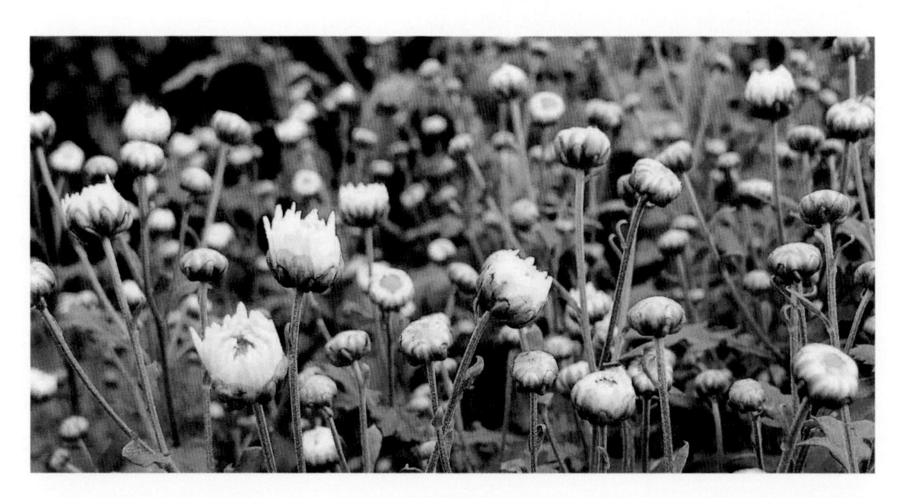

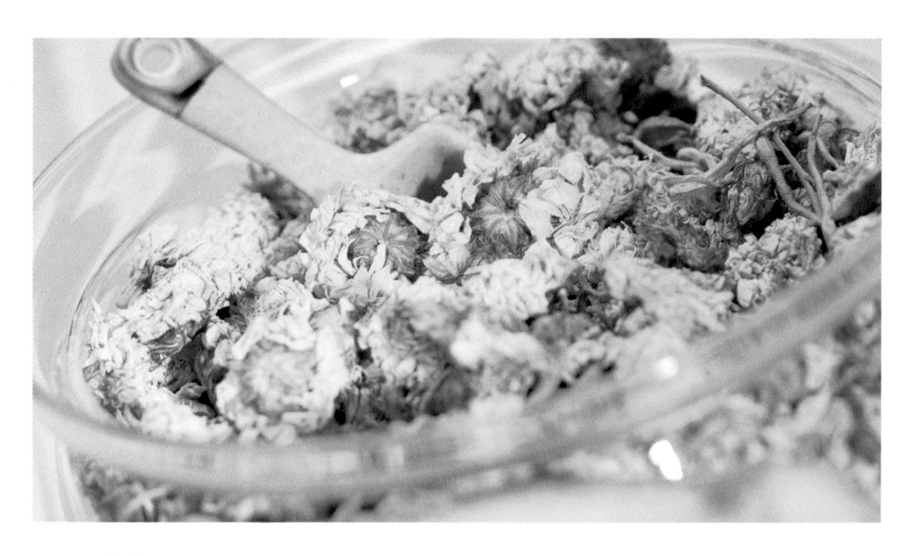

圖2-27　菊花

藥用菊花爲傳統常用中藥，有疏風散熱、清肝明目的功效，主治外感風熱、頭暈頭痛等症。經常飲用菊花茶可避暑除煩，清心明目。

杯中體輕，神仙食也。」也許，這就是前代賢者把菊比作君子、神農把菊列爲藥之上品的原因吧。

菊花不僅高雅、具有較高的觀賞價值，同時，也是一味常見藥，它具有清熱解毒、平肝明目的功能，久服菊花「可利血氣、輕身、耐老、延年」。所以，用白菊花和枸杞子爲茶，再加適量蜂蜜，可防眼疾。清朝的慈禧太后非常講究養顏之道，四處尋求良藥秘方，菊花就是其中之一。她專用的菊花延齡膏，就是用鮮菊花瓣，水煎後去渣，加蜂蜜配製而成。這種菊花蜜膏具有潤澤肌膚、延緩衰老的功效。（圖2-27）（圖2-28）

《本草綱目》不僅僅是一部藥物大全，更是一部醫學巨著，具有劃時代的意義。達爾文稱讚《本草綱目》是中國古代的百科全書，王世貞說這部著作不能僅僅當作醫書看待，更是「格物的通典」（推究事物的原理而

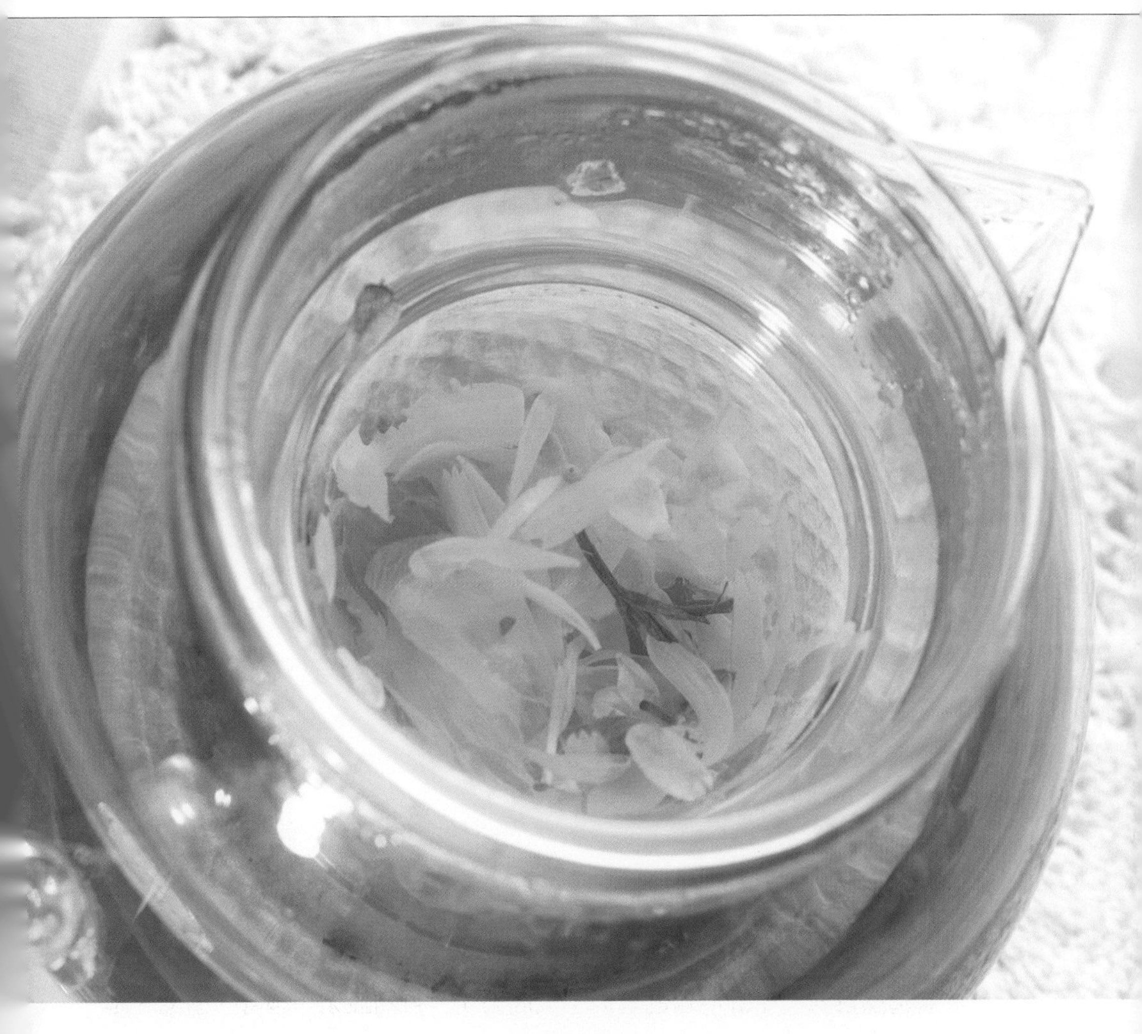

圖2-28　菊花茶

菊花茶所用的菊花多爲甘菊，其味不苦，尤以蘇杭一帶所產的大白菊或小白菊爲佳，每次用3克左右泡茶飲用，也可用菊花加金銀花同煎飲用。

獲得眞知的著作）與「臣民的重寶」（君王與百姓都應珍藏的典籍）。李時珍這位世界科學偉人建造的中藥「金谷園」，隨著時代的發展，一定會給人類帶來更多的驚喜。

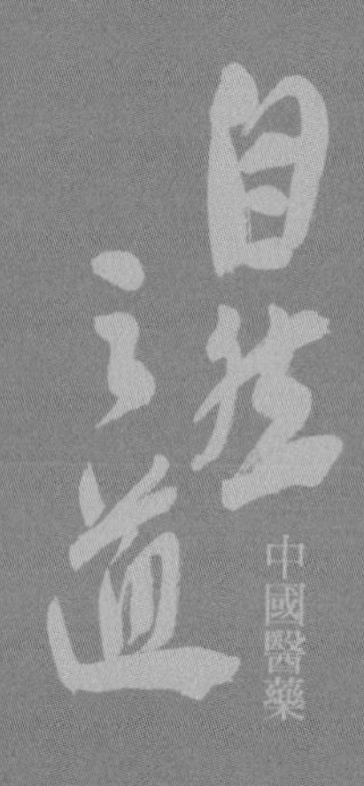

3

草藥飄香

藥櫃裏的學問

有人說中藥鋪是個讓人安心的地方。一整面牆的櫃子，敦厚，結實，顏色深淺適中。櫃子上有無數個小抽屜，通常每個抽屜上都寫著三味中藥名，正楷的毛筆小字古樸而清雅。抽屜上的藥名有的讓人神往，有的唸來

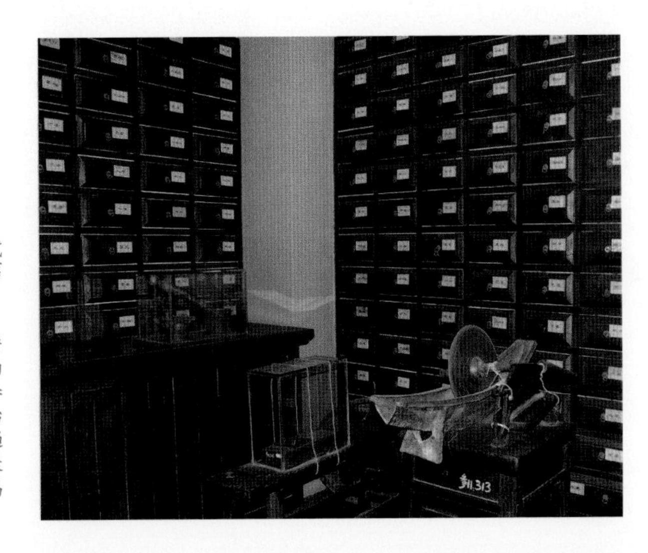

圖3-1　中藥鋪，廣州近代史博物館（廣東諮議局舊址）（老邊/攝）

該中藥鋪始創於明朝萬曆年間，由姓陳和姓李的兩人合開而命名爲「陳李記」。傳說有一年，同治皇帝身體不舒服，用過「陳李記」的藥後很快康復，即給陳李記賜名爲「杏和堂」。

婉轉，還有的彷彿在塵世間就沒發生過（藥名叫王不留行）。櫃子裏氣味芳香，裝的藥物來自大自然的山川河流，千姿百態，足以讓人看上良久。（圖3-1）

藥鋪裏藥工抓藥神態從容，往返於藥櫃與藥台之間悄然無聲，熟練地拉開抽屜又合上，眨眼之間已在秤上約好分量，一味一味地分放在三五張攤好的包藥紙上，不及一根菸的工夫，三五服中藥已用繩子捆好放在你的面前。的確，中藥鋪裏積澱了太多的醫藥文化，耐人思索，讓人尋味。（圖3-2）（圖3-3）

中藥講究道地藥材，所謂道地藥材是指在特定自然條件、生態環境的地域內所產的藥材。同時由於生產較為集中，栽培技術、採收加工也都有一定的講究，因此比同種藥材在其他地區所產的品質佳、療效好。唐代醫家孫思邈在《備急千金翼方》中曾特別強調藥材的產地，說「用藥必依土地」，可能為後世「道地藥材」的術語奠定了基礎。金元時期的名醫

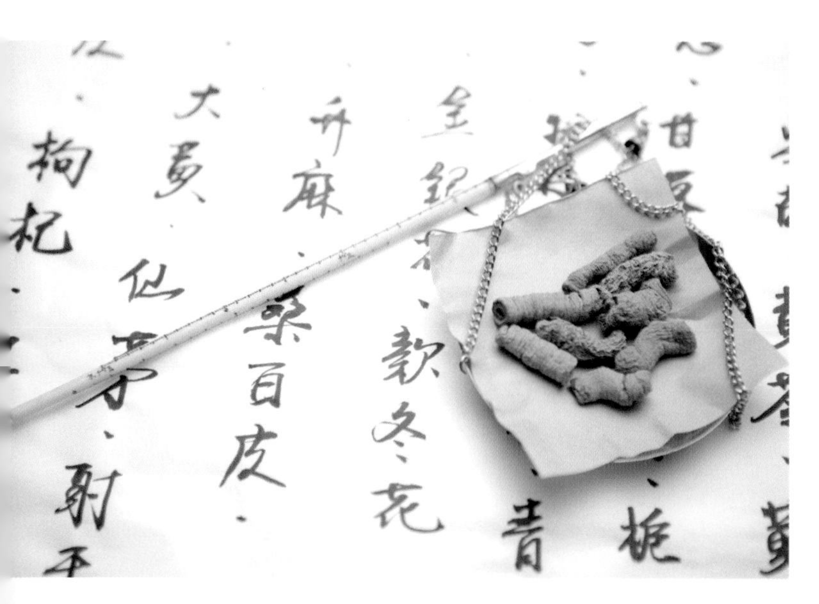

圖3-2　藥秤（老邊/攝）

稱量是調劑中藥的一個基本操作步驟，是一項細緻而嚴肅的工作。只有進行準確的稱量，才能確保調劑藥劑的質量和療效。醫生不僅在選方用藥上很講究，在每一味藥的劑量上，也都細加斟酌。

圖3-3　幾服抓好的中藥（老邊/攝）

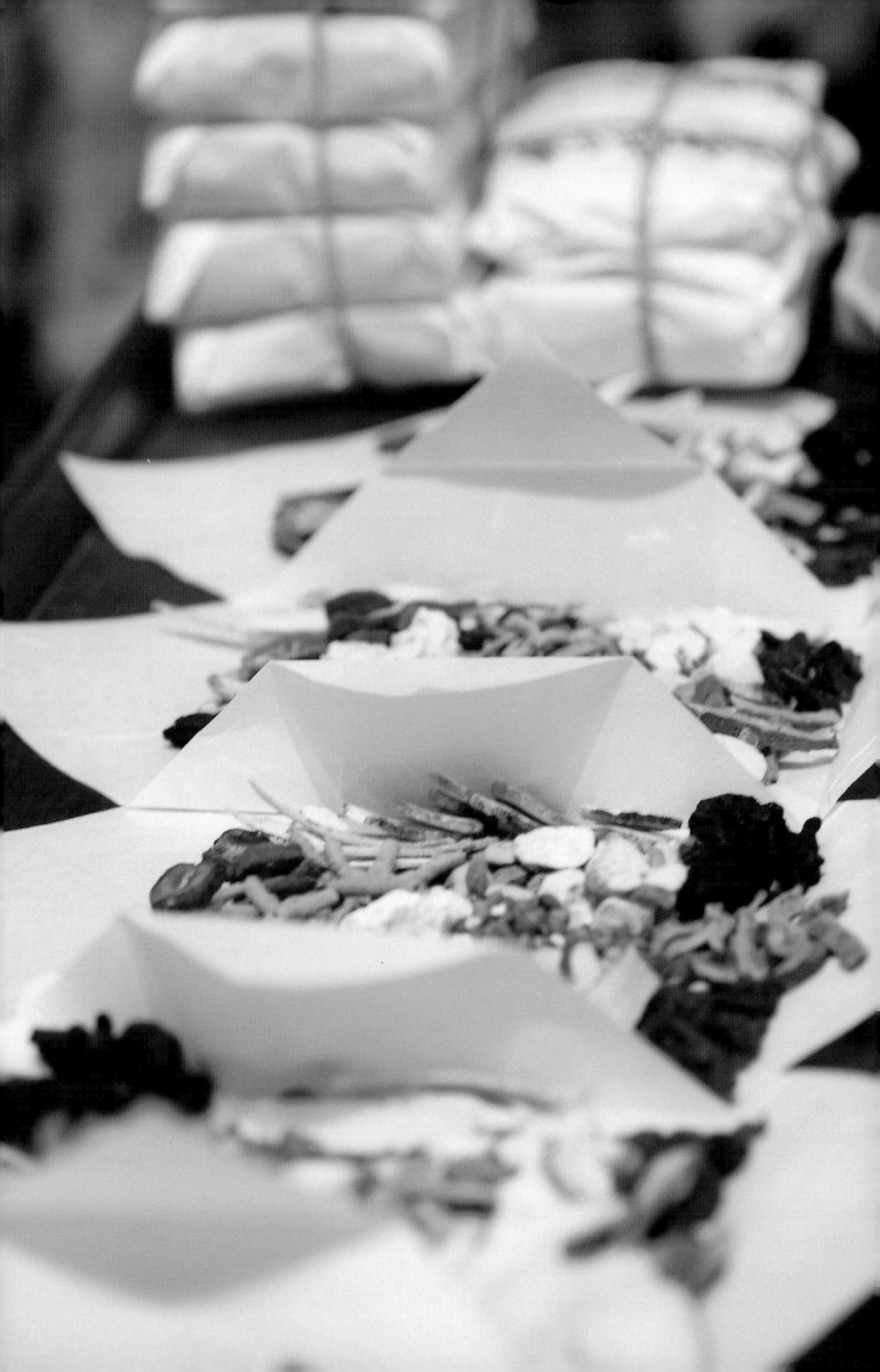

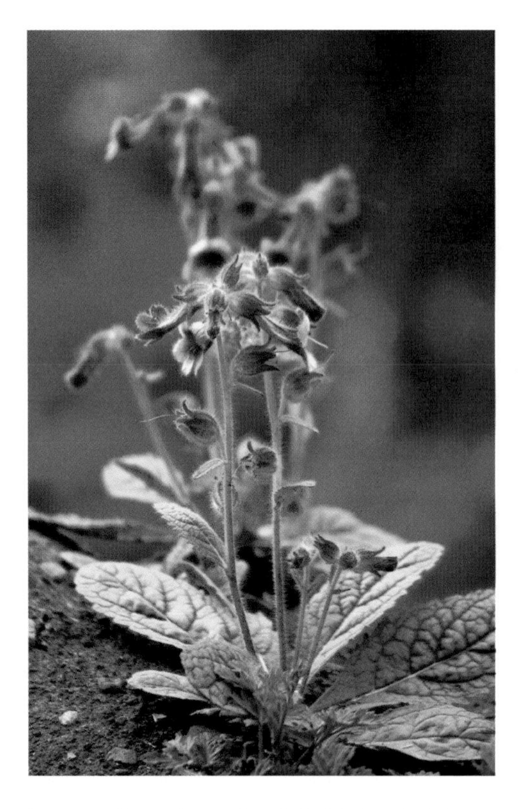

圖3-4 地黃，植株，河南紅旗渠林慮山國家地質公園（尤亞輝/攝）

地黃產地很多，江、浙、京、津、湘、蜀等地均有產出，然而最優者仍然是河南懷慶地黃。其顯著特點是：油性大，柔軟，皮細，內爲黑褐色並有光澤，味微甜。

李東垣總結他多年臨床經驗也認爲：「凡諸草木昆蟲，產之有地，失其地則性味少異。」明代，「道地藥材」專用術語已正式見於本草和文學書籍。到了清代，醫家已經從臨床上發現藥材「道地」與否是藥物療效好壞的原因之一。徐大椿在《藥性變遷論》中指出：「當時初用之始，必有所產之地，此乃本生之土，故氣厚而力全。以後移種他地，則地氣移而薄矣。」又說：「今皆人工種植，既非山谷之眞氣，又加灌溉之功，則性平淡而薄劣矣。」不過現在有些道地藥材還是常常得到人們的讚譽，如甘肅的當歸，寧夏的枸杞子， 內蒙古的甘草，吉林的人參，山西的黃芪、黨參，河南懷慶的牛膝、地黃、山藥、菊花，四川的黃連、附子，江蘇的蒼朮，雲南的茯苓、三七等。（圖3-4）（圖3-5）（圖3-6）

中藥的採摘也有大學問，採摘時間非常重要。北宋科學家沈括說過：「古法採草藥多用二月、八月，此殊未當。」他認爲用葉的草藥要選擇葉子剛長足的時候採摘；用芽的應當遵從傳統的說法在二月；用花的選取花

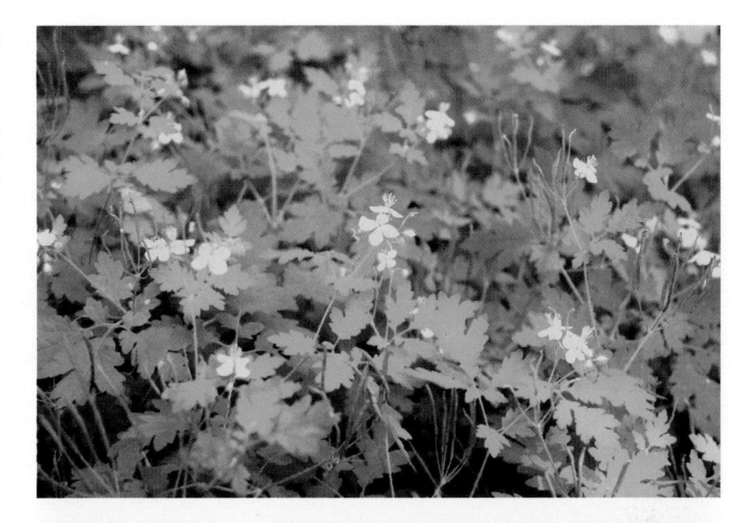

圖3-5　黃連，四川大邑（肖殿昌/攝）

四川大邑一帶海拔1100公尺左右，土壤厚、氣候濕潤，夏天山上的氣溫比山下低5至7攝氏度，是黃連最佳的生長環境。

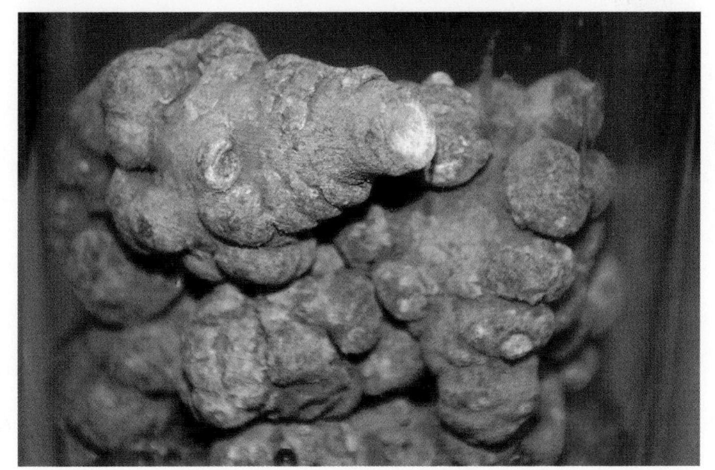

圖3-6　雲南三七，貴州貴陽藥用資源博物館展品（陳一年/攝）

三七是中國特有的名貴中藥材。起源於2500萬年前第三紀古亞熱帶山區，由於其對生長環境有特殊要求，現僅存於中國西南山區。

剛開時採；用果實的在果實成熟時採，這些都不可以用固定的時間月份去限制。因為地溫升高有早有晚，天氣也會變化無常。白居易《大林寺桃花》詩中也說：「人間四月芳菲盡，山寺桃花始盛開。」這是普遍的道理。以枸杞為例，枸杞果實在每年的六月至十一月陸續成熟。當果實由青綠變成紅色或橘紅色，果蒂、果肉稍變鬆軟時即可採摘。採摘過早，果實

不飽滿，乾後色澤不鮮；採摘過遲，糖分太足並且容易脫落，曬乾或烘乾後就成爲絳黑色了。（圖3-7）

中藥的炮製方法多種多樣，從最早的中藥炮製著作《雷公炮炙論》到李時珍的《本草綱目》，記載的炮製方法不下幾十種，有洗、潤、漂、切、炒、炙、煆煨、蒸、煮、煉等等。以炒法中的清炒爲例，有微炒、炒黃、炒香、炒熟、炒焦、炒黑等不同程度的炒法，正所謂「凡藥製造貴在適中，不及則功效難求，太過則氣味反失」。炮製的目的一是要使藥性得到最充分發揮；二是要消除藥物對人體有害的毒副作用；三是改變藥物在人體內的升降浮沉的趨向，直達病處。所以古人說，製藥如練兵，率未練

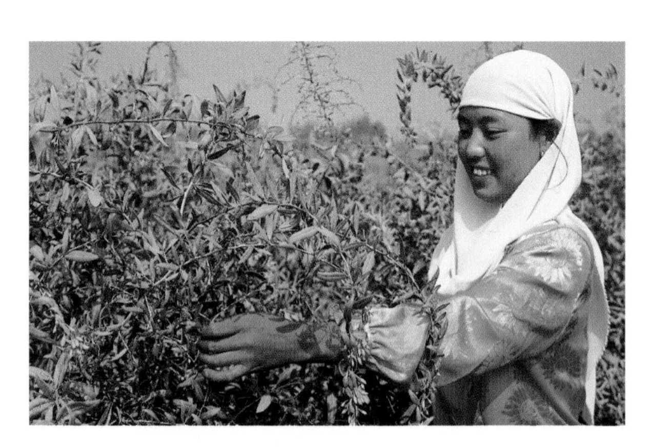

圖3-7　寧夏回族婦女在採摘枸杞子（黃金國/攝）

枸杞子的採摘週期長，一般初期爲6月中旬至6月下旬，7—9天採摘一次；盛期爲7月上旬至8月下旬，5—6天採摘一次；末期爲9月中旬至10月下旬，8—10天採摘一次。

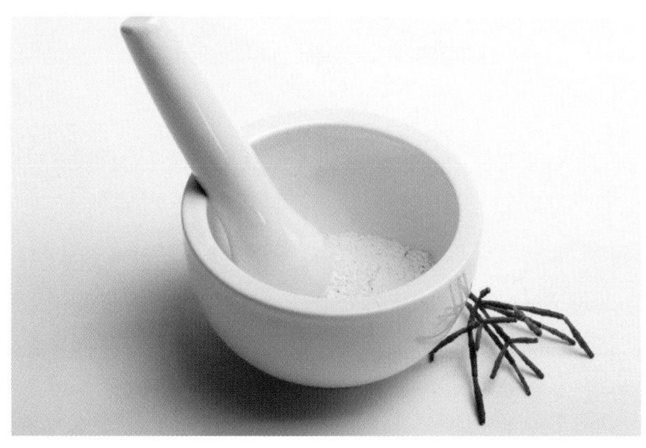

圖3-8　研缽（老邊/攝）

研缽有瓷製或玻璃製兩種，多用於粉碎組織鬆脆的藥材。

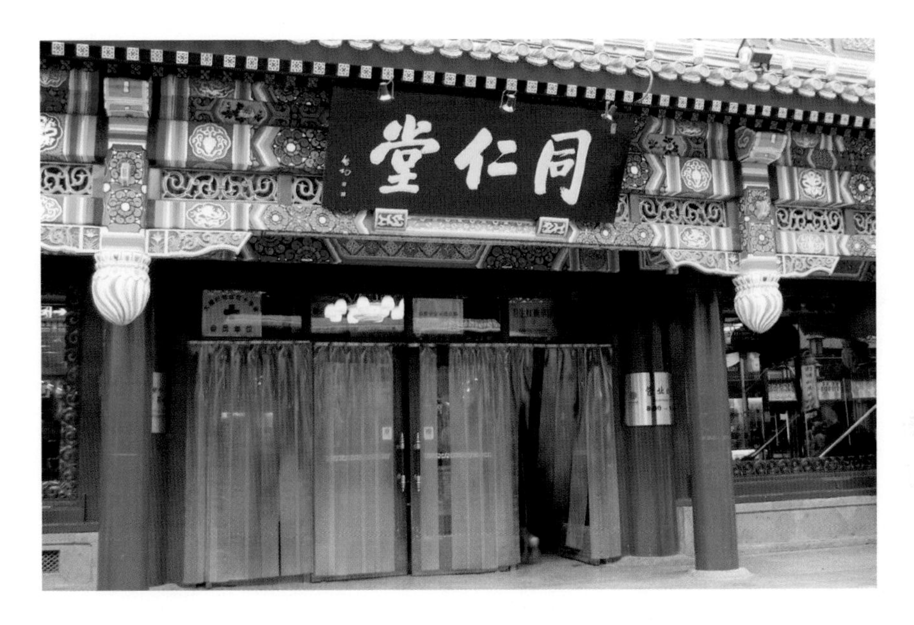

圖3-9 北京同仁堂（陳憧憧/攝）

據說張仲景官至長沙太守時，坐在辦公大堂上一邊處理政務，一邊行醫，不斷爲病人診脈處方，從此「堂醫」、「堂藥」便很快流傳開來，如「同仁堂」、「達仁堂」、「敬修堂」等。

之兵不能克敵制勝，用未製之藥難得藥到病除。（圖3-8）

此外，中藥的藥名中有不少同藥異名的情況，讓人眼花撩亂。李時珍《本草綱目》裏有「釋名」一部分，就是爲此而寫的。如婦科主要用藥當歸，又名干歸、山蘄、白蘄、文無。《吳醫匯講．書方宜人共識說》裏還舉了把玉竹叫葳蕤、乳香叫熏陸、天麻叫獨搖草、人乳叫蟠桃酒、鴿糞叫左蟠龍等衆多的例子。

總之，中藥鋪子是值得一去的地方，在那裏不僅可以買到中藥，還可以領略到傳統文化的「味道」，喚起人們對很多中藥的探索與追尋……（圖3-9）

君臣佐使——中藥的配伍

中醫看病之後，大夫一定會給你一張由多味中藥組成的藥方，而治病效果的好壞，就取決於這張方子了。如果藥方裏藥物搭配得合理，就會藥到病除，而要想合理就得遵循中藥的配伍原則，其中最基本的原則被稱爲「君臣佐使」。

「君」是中國古代對天子或諸侯的稱呼，君臨天下，主宰一國；「臣」指侍奉君王的人，從甲骨文字形看，像一隻豎立的眼睛。像人在低頭時，眼睛處於豎立的位置，從字形看已有表示臣子俯首屈從的意思，所以君臣不僅是政治術語，君臣之間還有著嚴格的上下等級區分。古代藥學家將「君」「臣」二字引入中藥組方中，作爲方劑組成的基本原則，不僅說明了方中每味中藥的作用，而且有了濃厚的文化色彩。打個比喻，中藥的組方就像用兵打仗一樣，部隊各有任務：有主攻，有佯攻，有接應，有阻擊，有穿插，每支部隊不僅要完成自己的作戰職責，還要有相互之間的密切配合，才能圓滿完成打擊敵人的任務。而中醫的一個處方也要做到組合完整嚴謹，每藥各司其職，共同起到治療疾病的作用才行，這就叫作

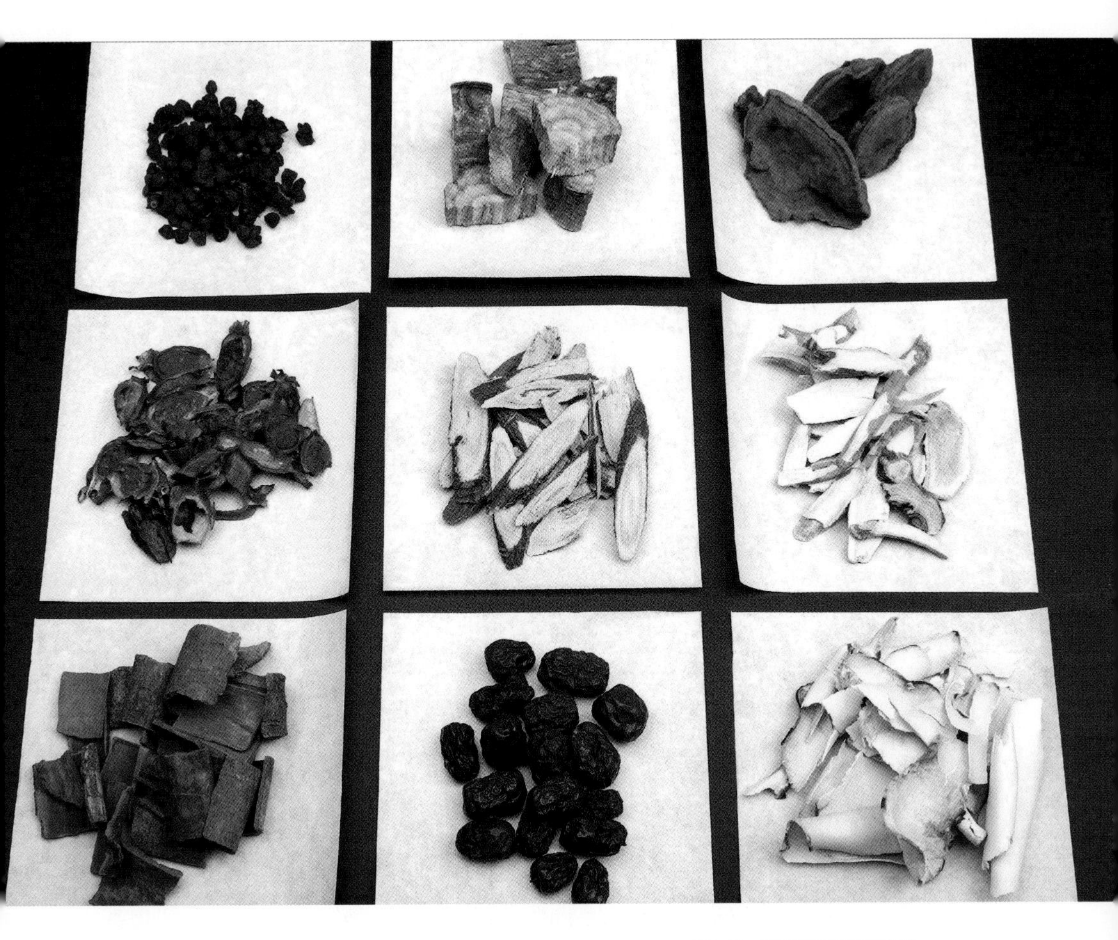

圖3-10 幾味常見的中藥材

「君臣佐使」。如果在一張處方當中只是一味一味中藥無規則的堆砌，那叫作「有藥無方」。（圖3-10）

對於什麼叫作「君臣佐使」，早先有著不同的認識。最早的中藥著作《神農本草經》認爲：「上藥一百二十種爲君，主養命以應天，無毒，多服久服不傷人，欲輕身益氣不老延年者，本《上經》。中藥一百二十種爲臣，主養性以應人，無毒，有毒，斟酌其宜，欲遏病補虛羸者，本《中經》。下藥一百二十種爲佐使，主治病以應地，多毒，不可久服，欲除寒熱邪氣、破積聚、愈疾者，本《下經》。」可見，《神農本草經》把中藥分成上、中、下三品，認爲上品藥爲君，長期服用對人沒有傷害，能起到益壽延年的作用；中品藥爲臣，可以遏制疾病補益體虛，應該根據身體情況斟酌使用；下品藥爲佐使，可以去除病邪，但是不可久服。這些是固定不變的，就像一國之君不可改變一樣。另一種認識出自《內經》，得到人們的普遍認可。《素問・至眞要大論》中岐伯在回答黃帝關於「方制君臣」時說：「主病之謂君，佐君之謂臣，應臣之謂使。」明代的何柏齋更進一步闡釋說：「大抵藥之治病，各有所主，主治者，君也；輔治者，臣也；與君藥相反而相助者，佐也；引經使治病之藥至病所者，使也。」十分清楚地講明了君、臣、佐、使之藥的功能。

因此，概括地說：君藥是在處方中對主證或主病起主要治療作用的藥物，是處方的主攻方向，藥力居方中之首，是方中不可缺少的藥物；臣藥是輔助君藥加強治療主病、主證的藥物；佐藥是用於治療次要兼證的藥物或用以消除或減緩君藥、臣藥的毒性或烈性的藥物；使藥是引經藥，引方中諸藥直達病所並起著調和諸藥的作用。如「麻黃湯」是《傷寒論》中的第一要方，主治外感風寒的表實證。方中君藥是麻黃，藥性辛溫，起著發汗解表以散風寒、宣發肺氣以平喘逆的作用。臣藥是桂枝，藥性辛甘溫，起著溫經和營、助麻黃發汗解表的作用。佐藥是杏仁，性苦溫，起著降肺氣、助麻黃平喘的作用。使藥是炙甘草，性苦溫，起著調和諸藥又制約麻黃、桂枝發汗太過的作用。麻、桂、杏皆入肺，有引經之效，所以不再用引經的使藥。方中麻黃、桂枝、杏仁、炙甘草不僅藥性有主次，而且相互制約又相互補充，因此治療外感風寒療效十分顯著，成爲千古的名方。

（圖3-11）（圖3-12）（圖3-13）（圖3-14）

北宋科學家沈括在《良方》序裏說：「藥之單用爲易知，藥之複用爲難知」；又以醋和橙爲例，兩者都是酸的，相合起來本應更酸，結果卻變

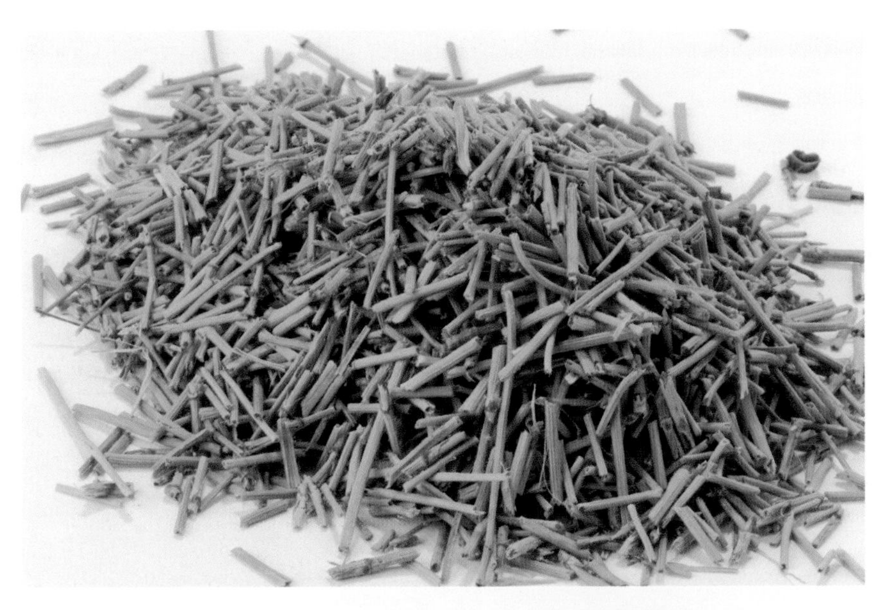

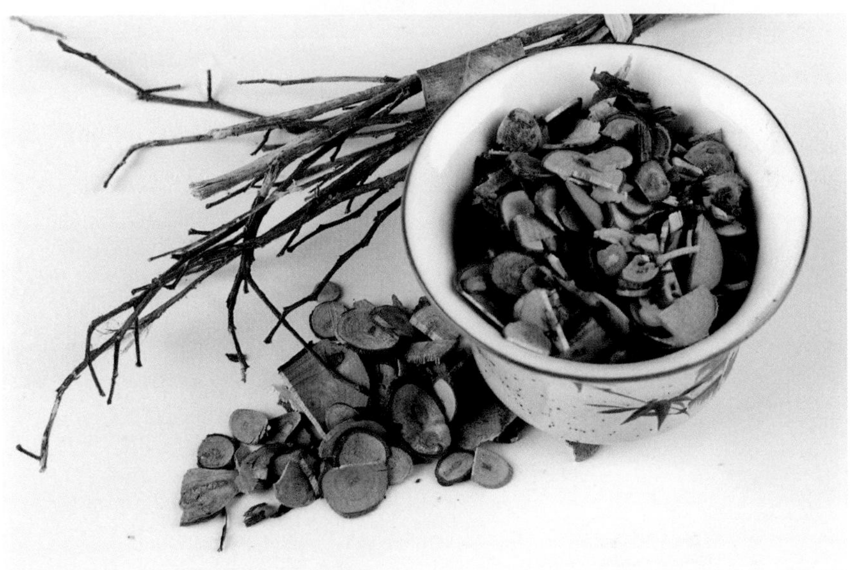

圖3-11 麻黃（熊一軍/攝）

麻黃的功效是發汗散寒，宣肺平喘，利水消腫。

圖3-12 桂枝

桂枝爲樟科植物肉桂的嫩枝，性辛、甘、微溫，無毒。

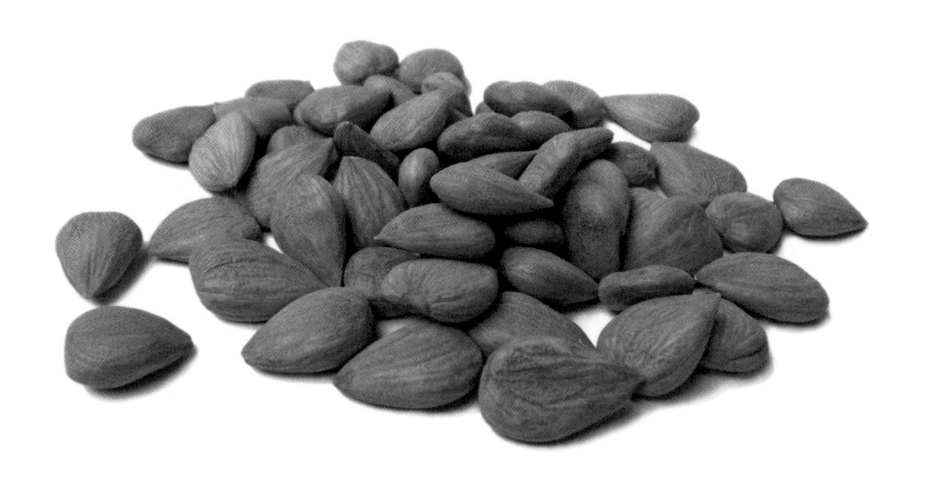

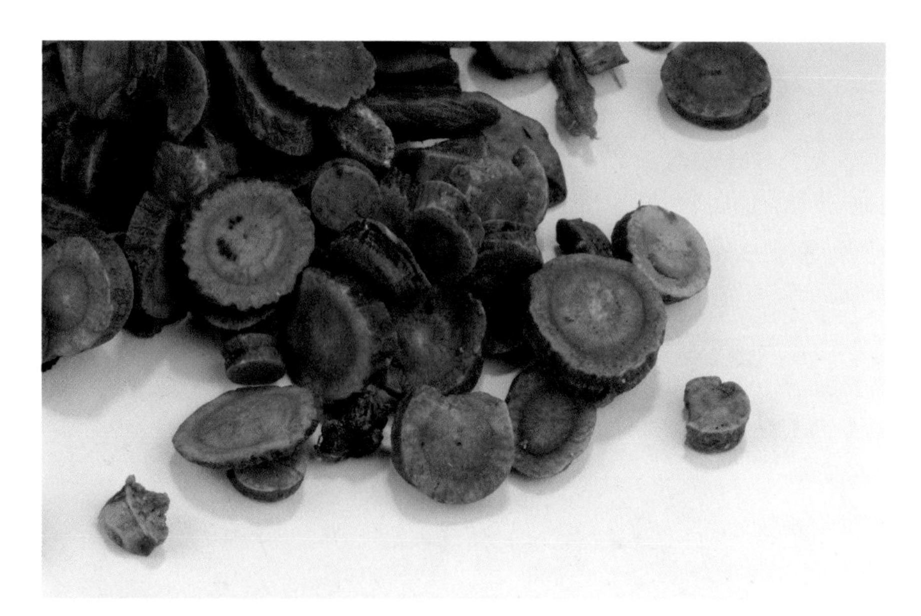

圖3-13　杏仁（許旭芒/攝）

杏仁性味苦，多作藥用，可潤肺、平喘。對於因傷風感冒引起的多痰、咳嗽、氣喘等症狀療效顯著。

圖3-14　炙甘草（熊一軍/攝）

炙甘草爲豆科植物，甘草是用蜜烘製而成的炮製加工品。

甜了；巴豆和大黃都是瀉下藥，兩者相合，瀉下作用本應加倍，但實際卻得到消減，因此感慨「處方之難」。清代醫家汪昂在《醫方集解》序言裏說：「善師者不陳，得魚者忘筌。運用之妙，在於一心，何以方爲？」（善於打仗的人不拘泥於固定的列陣，釣上魚的人並不專注於手中的工具。醫生運用藥方的巧妙靈活，全在於用心思考。還要什麼成方呢？）說明對於藥方的配伍要運用得靈活。可見「君臣佐使」這四個字既給了歷代名醫一個展示自己用藥絕妙、醫術高超的廣闊舞台，也給他們留下了探索不盡的艱難課題。

丸散膏丹用不同

傳統的中藥劑型很多，如果你路過中藥店，常常會在窗口看到有「中藥飲片，丸散膏丹」的字樣，丸散膏丹就是中藥中最常見的幾種劑型。中國古人喜歡從一個字的聲音上去探求它的含意，用語言學的術語來說，就叫作「聲訓」。金代醫學家成無己在《注解傷寒論》中就說：「湯之爲言蕩也，滌蕩腸胃。」是說湯就是蕩的意思，起著蕩滌腸胃的作用。句中「之爲言」是聲訓的術語，無須再加以解釋。金元時期四大醫家之一的李東垣在《用藥法象》中也指出：「大抵湯者蕩也，去大病用之；散者散也，去急病用之；丸者緩也，不能速去之，其用藥之舒緩而治之意也。」更明確地說明了丸散膏丹的不同作用。（圖3-15）

在中藥傳統劑型當中，最常用的是湯藥。湯劑是最古老的劑型，把藥材放入適宜的容器當中，用水煎煮一定時間，去掉藥渣就成了。中藥湯劑的質量與選用的煎藥器皿密切相關，一般認爲煎藥用砂鍋爲好。砂鍋不僅材質穩定，不會與藥物成分發生化學反應，而且傳熱均勻緩和，所以一直沿用至今。此外，煎藥的火候也很重要，一般習慣上分爲「文火」和「武

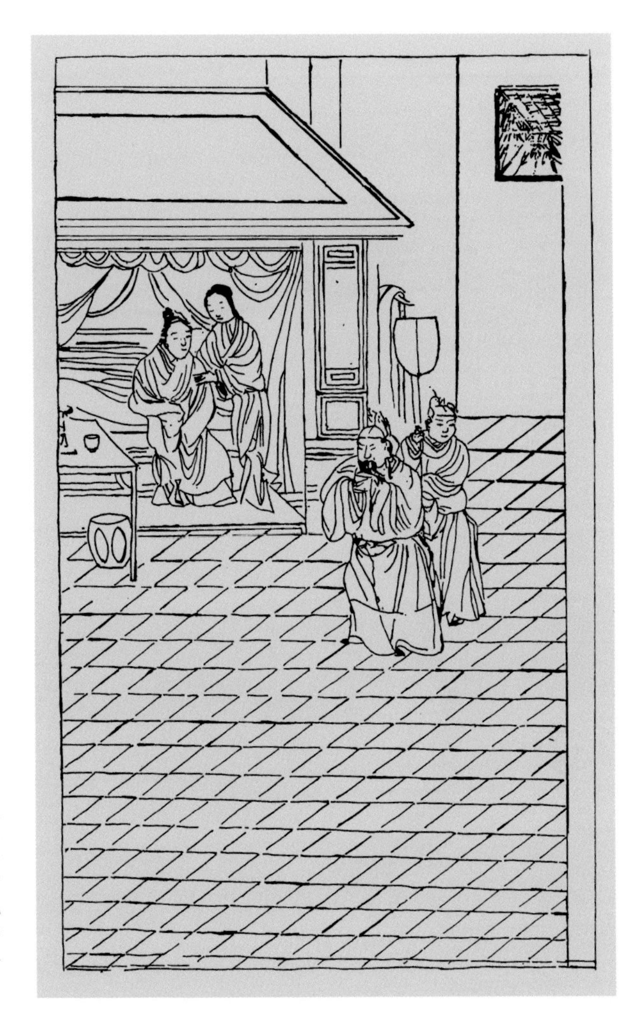

圖3-15 《古代二十四孝圖說》插圖「文帝事母 親嘗湯藥」（曾舒叢/摹）

據說漢文帝對其生母薄太后最爲孝順，太后臥病三年，他處理公務後，常伴守床前，夜不脫衣，很少合眼。凡進湯藥，必先親嘗。他的仁孝事蹟，感化全國，終成「文景之治」。

火」。文火就是弱火，武火就是強火。一般在未沸騰之前用武火，至煮沸後再改用文火。有些特殊藥物醫生會在處方當中注明，比如先煎藥，因其質地堅硬，有效成分不易煎出，一般要先煎三十分鐘左右，再與其他藥物混合煎煮，常見的有生石膏、生龍骨、珍珠母等。後下藥一般是含揮發油、氣味芳香或不宜長時間煎煮的藥物，常見的有藿香、鉤藤、大黃等。

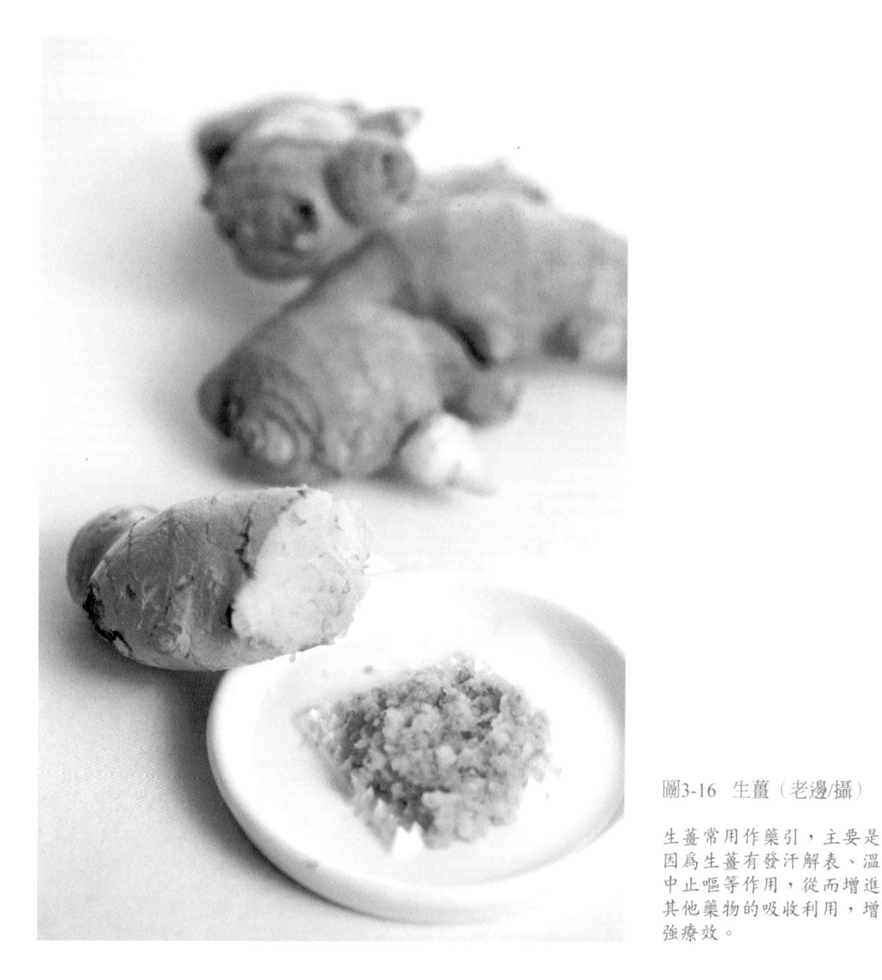

圖3-16 生薑（老邊/攝）

生薑常用作藥引，主要是因爲生薑有發汗解表、溫中止嘔等作用，從而增進其他藥物的吸收利用，增強療效。

有的煎煮時還需要藥引子，放生薑兩片等等。總之，要想湯劑藥效好，必須注意煎煮的器具、火候、藥的先下後放以及時間、加水量等等。湯劑之所以應用最爲普遍，是因爲比起中成藥它可以根據病人的具體情況靈活加減組方，從而更加對症。比如感冒了去看中醫，大夫常常會說：「給你開幾服湯藥吧！」而不是開幾袋感冒沖劑，這就是在辨證之後，使用湯劑能針對病情特點，而且湯劑更易被吸收，藥效也會更好。（圖

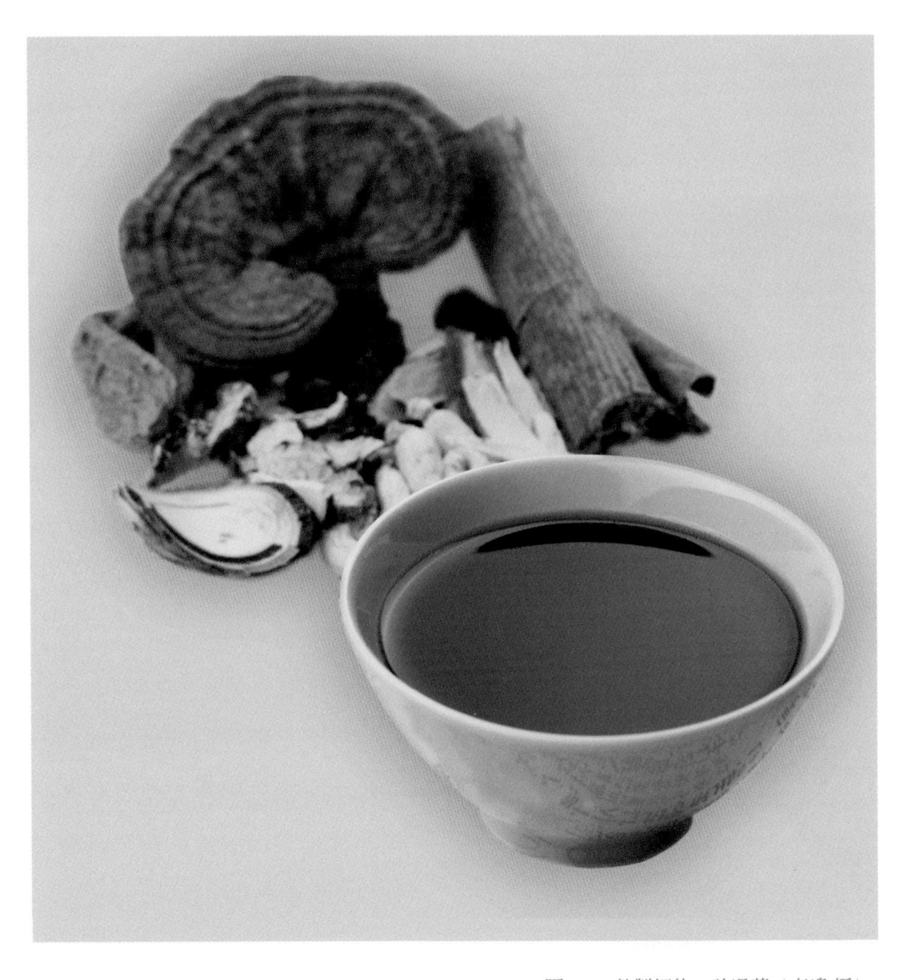

圖3-17 熬製好的一碗湯藥（老邊/攝）

3-16）（圖3-17）

丸劑是把藥物細末和一定的賦形劑混合成圓形固體狀，有大蜜丸、小蜜丸、水丸等。我們最常見的大蜜丸，就是把粉碎的藥末用煉好的蜜混合起來，做成圓丸，外表用白蠟包起來的。蠟表面用朱砂色、金色或黑色書寫出藥名。當你用手掰開藥丸，裏面藥香撲鼻。丸劑在體內分解需要一定

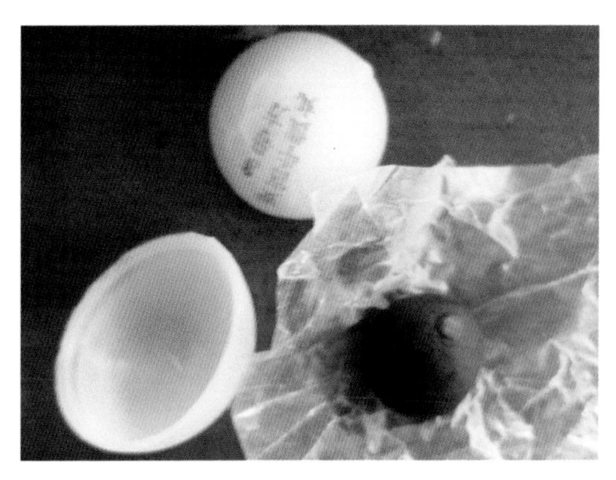

圖3-18　中藥丸劑

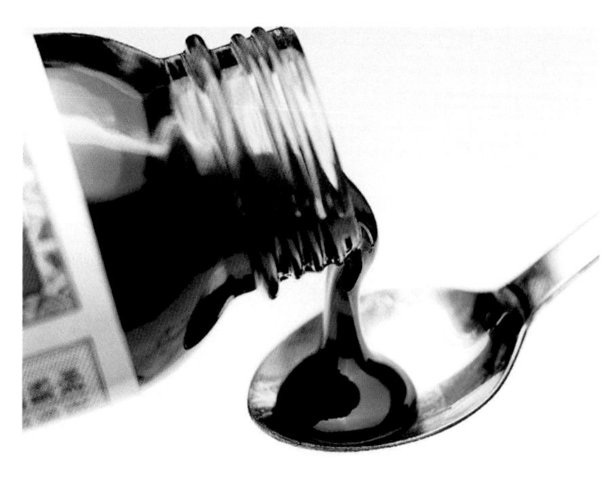

圖3-19　中藥膏劑

的時間，停留也較長，即起效慢、持續時間長，加上貯存和服用都方便，所以適用於慢性疾病長期服藥的人。（圖3-18）

膏是藥物經水或植物油煎煮濃縮而成，有內服和外用兩種。煎膏是內服劑，將藥材反覆煎煮，去渣取汁濃縮，再加蜂蜜或砂糖、冰糖煎熬成膏狀即成。滋補藥多採用膏劑，如有去火、降燥、潤肺、止咳作用的秋梨膏，有潤肺化痰、止咳平喘作用的蜜煉川貝枇杷膏等等。（圖3-19）

散劑是藥物研碎後乾燥均勻的粉末，粉末顆粒有粗有細，應用途徑也分內服與外用。內服最常見的就是感冒沖劑。（圖3-20）

丹劑最初是伴隨著煉丹術出現的，後世人們爲強調某些成藥的突出功效，或因方中含有貴重藥品，也稱之爲丹，如大活絡丹等。（圖3-21）

在長期的臨床實踐中，中藥創造了多種劑型，除了上面提到的，還有酒、露、錠等等，以適應不同疾病的治療要求。梁代陶弘景也說：「疾有宜服丸者，宜服散者，宜服湯者，宜服酒者，宜服膏者，亦兼參用所病之

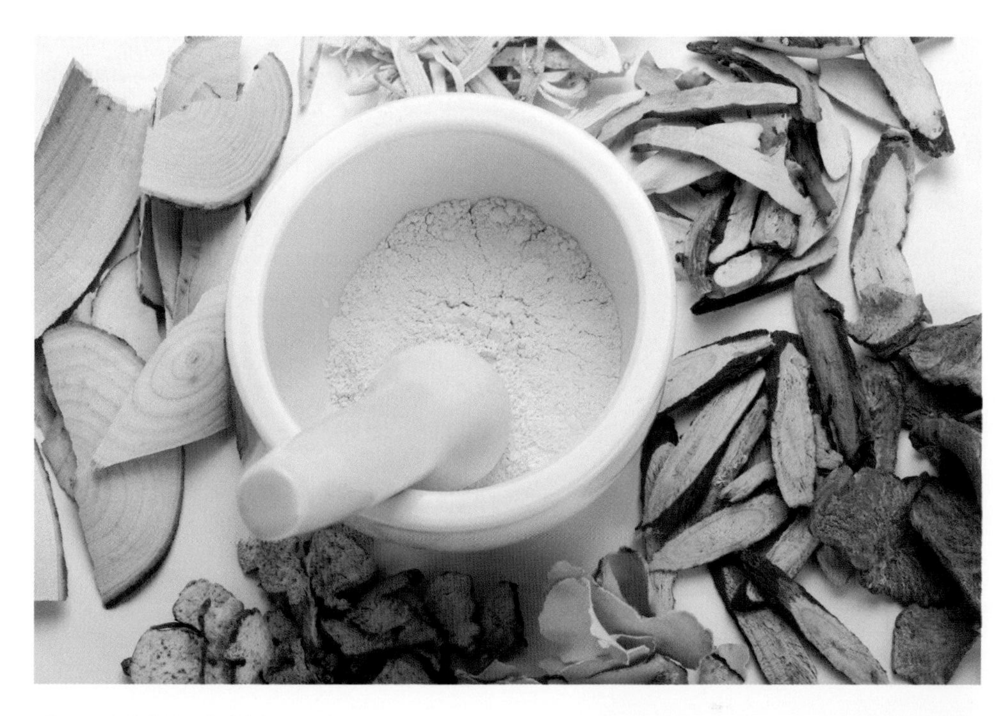

圖3-20 中藥散劑（老邊/攝）

將中藥材研磨成粉末狀用開水沖服叫散劑。相較湯劑中藥，散劑在藥效上稍緩一些，又因其藥物是直接作用於腸胃的，因此在一定意義上又保存了藥物的有效成分。

源以爲其制耳。」總之，凡病起急驟，欲取速效，多選用湯劑；慢性疾患，宜於緩治久服，多用丸劑或膏劑；散劑的功效，較湯劑徐緩，比丸劑迅速；而風濕痹痛，多採用酒劑。

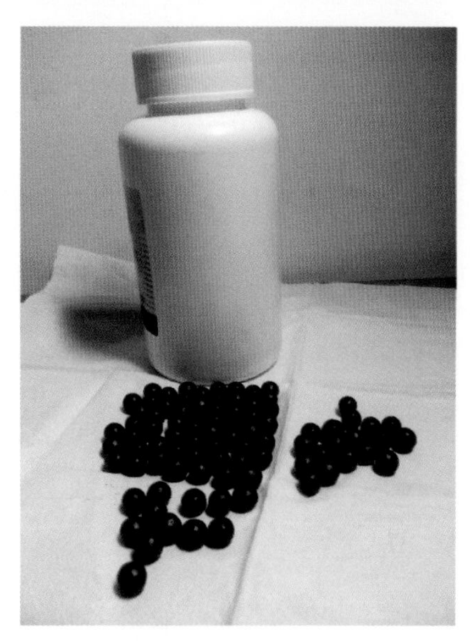

圖3-21 中藥丹劑

學用有方——湯頭歌訣

湯頭歌訣又稱方歌、方劑歌訣。湯頭是中藥湯劑的俗稱。在中國傳統的中藥方劑中，一服湯劑往往由多味藥材組成，製法煩瑣，藥名抽象枯燥，不便記憶和掌握。因此，古人便嘗試著將一些傳統的靈驗藥方，借鑒古體詩詞的韻律特點，採用五言或七言詩的格律形式把方劑名稱、藥物組成、劑量配比、功用主治、配伍特點等相關內容加以提煉，簡明扼要地編成一首詩歌，這就是湯頭歌訣。

湯頭歌訣的最大好處就是便於學習。中醫的處方少則幾味藥，多則十幾味甚至幾十味，每味藥的分量各不相同，要把它們準確記下來並不容易。如果僅僅記十幾個或幾十個方子也就罷了，死記硬背也無妨，但是要把幾百個方子熟練地掌握下來，就是讓人頭痛的事情了。但是有了湯頭歌訣就大不一樣了，它對仗工整、言簡意賅、重點突出，讀起來又朗朗上口，所以用來掌握方劑中的基礎方、代表方和常用方十分便捷。俗話說「熟讀唐詩三百首，不會作詩也會吟」。誦記一定數量的湯頭歌訣成了臨證處方時「返博爲約」的最好途徑。（圖3-22）

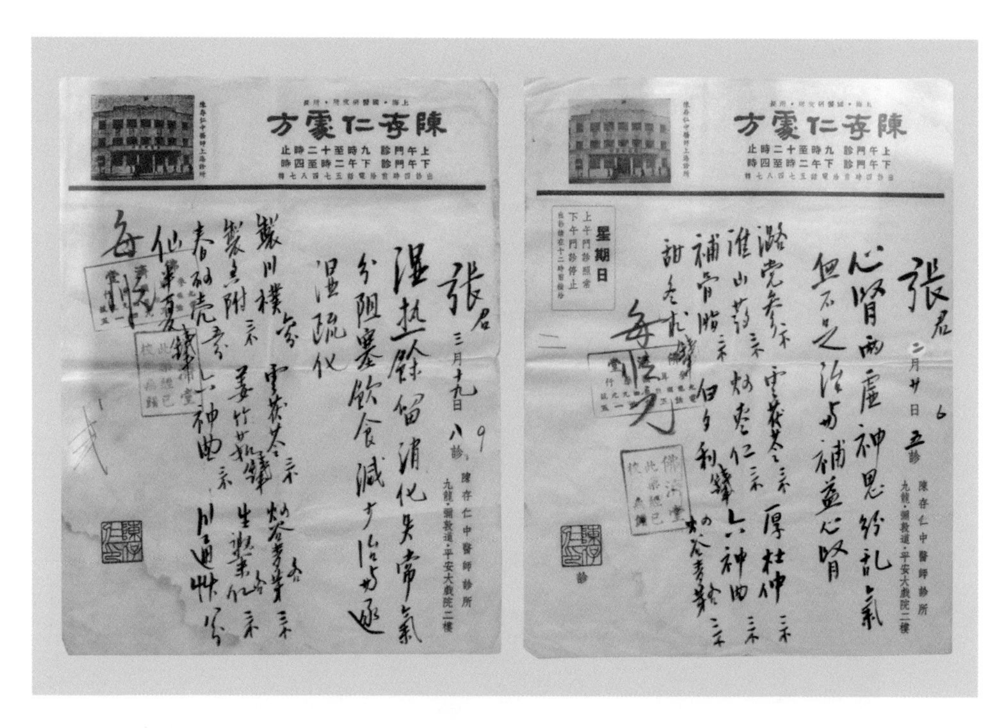

圖3-22　北京御生堂陳存仁大夫處方，全國農業展覽館（聶鳴/攝）

熟記湯頭歌訣，看病時非常方便。湯頭歌對於用藥不僅有「嚮導」的作用，能讓人做到遊刃有餘，還有提煉作用，使人不致用時漫無邊際，無從下手。人云「法從方出」，當看到病人有發熱、惡寒、頭痛、鼻塞、流涕、噴嚏、咳嗽等症時，如果諳熟荊防敗毒散和銀翹散的方劑歌訣，就會豁然想到用辛溫解表汗法或辛涼解肌汗法治療。如果辨證的結果是風寒外感兼有濕邪，則用荊防敗毒散，歌曰：「荊防敗毒草苓芎，羌獨柴前枳橘同，散寒祛風兼除濕，感冒苔白可建功。」然後醫者隨證加減即可。如果辨證爲風熱外感或化熱，則用銀翹散。歌曰：「風溫溫熱初起時，先寒後熱桂枝宜，不寒渴熱銀翹散，荷芥竹蒡甘橘豉。」、「銀翹加減記須詳，

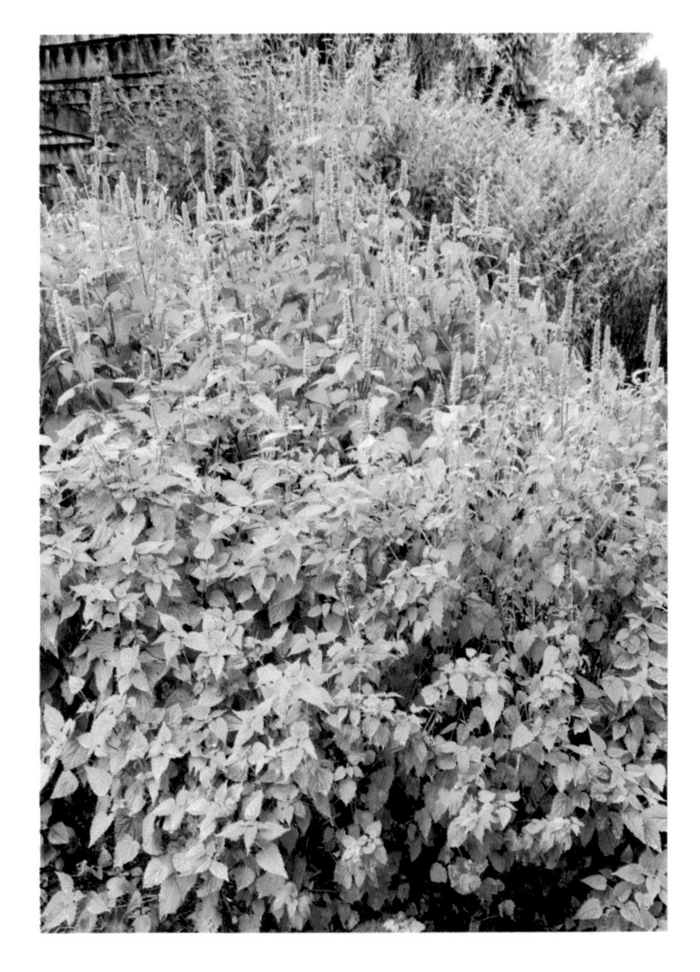

圖3-23　藿香，雲南昆明植物園（楊興斌/攝）

胸悶鬱金與藿香，渴用樓根咳用杏。咽痛馬勃玄參襄，衄除豉芥茅根入，側柏梔子二炭良，熱邪傳中津畏熾，速增生地麥冬劻。」醫者依次落筆就絕不會開方不當。（圖3-23）（圖3-24）（圖3-25）

另外有些歌訣中還說明了本方的原始出處或最早記載的典籍，如：「《金匱》大黃附子湯」、「《溫病條辨》益胃湯」、「葦莖湯方出《千金》」；有的說出了製方者的相關信息，如：「王氏清暑益氣湯」、「陶

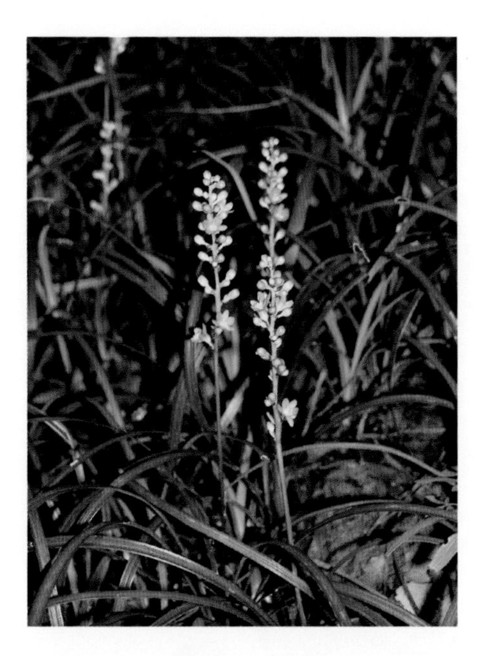

圖3-24 麥冬（吳棣飛/攝）

百合科沿階草屬植物沿階草，別名麥門冬。

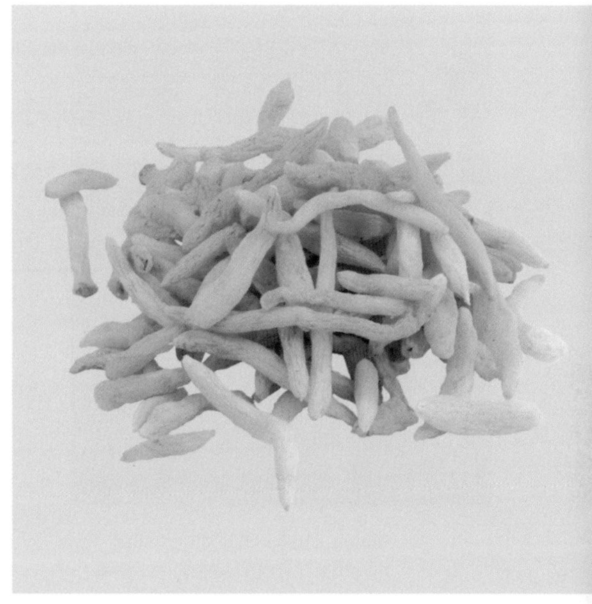

圖3-25 麥冬（熊一軍/攝）

百合科植物沿階草的塊根。性味甘，微苦，寒。入肺、胃、心經。用於肺燥乾咳，津傷口渴，心煩失眠，腸燥便秘等。

氏柴葛解飢湯」、「牽正散是楊家方」等，使學習者產生更多的知識拓展與聯想，幫助學習者了解歌訣所提典籍的主要學術特色以及醫家學術思想等等。

中醫湯頭歌訣著作很多，最有名的當屬清代汪昂所著《湯頭歌訣》。中醫必讀四大經典著作《黃帝內經》、《傷寒論》、《金匱要略》和《溫病條辨》，以及四小經典著作《醫學三字經》、《瀕湖脈學》、《藥性歌括》和《湯頭歌訣》，把《湯頭歌訣》列入經典，足以說明此書對於學習中醫的重要性。書中選錄常用名方三百餘方，分為補益、發表、攻裏、湧吐等二十類，以七言歌訣的形式加以歸納和概括，將每個湯劑的名稱、用

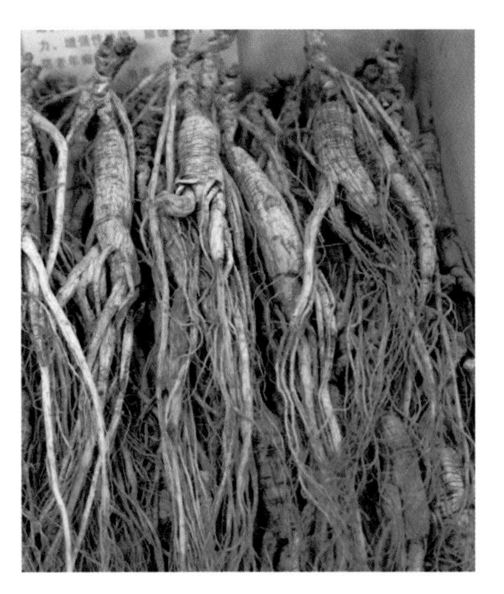

圖3-26　中藥人參，第八屆中國（海口）國際旅遊商品交易會（石言/攝）

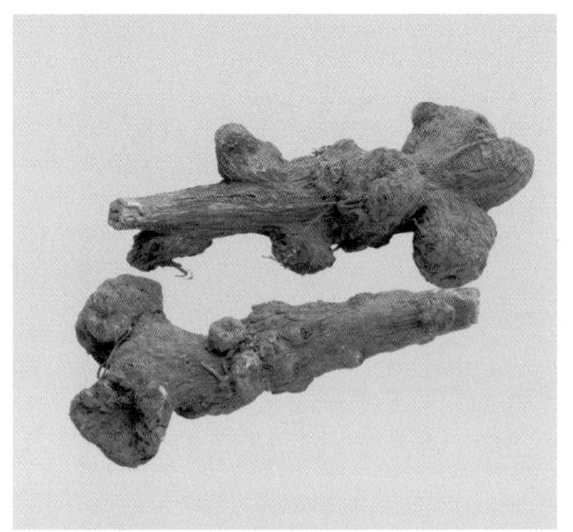

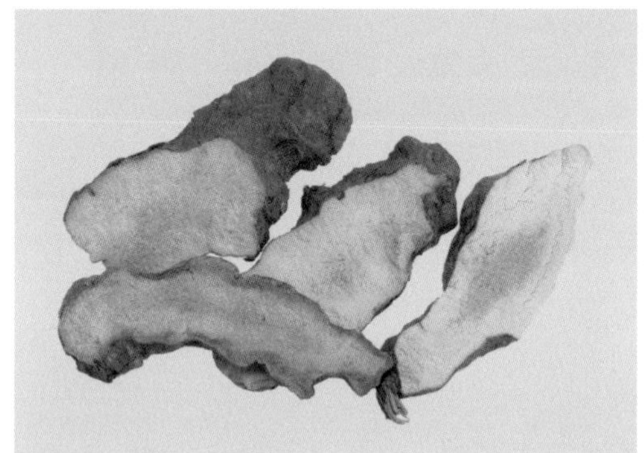

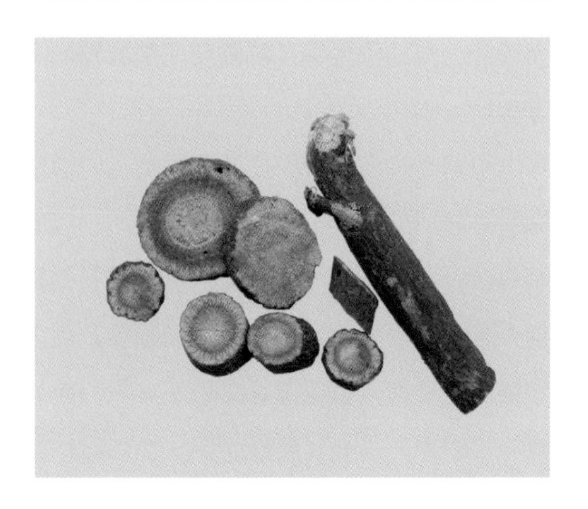

圖3-27　白朮（許旭芒/攝）

菊科植物，其根莖可入藥，性溫，味苦、甘。

圖3-28　茯苓（許旭芒/攝）

多孔菌科植物，其乾燥菌核可入藥，性平，味甘、淡。

圖3-29　甘草（許旭芒/攝）

豆科植物，其根與莖可入藥，性平，味甘。

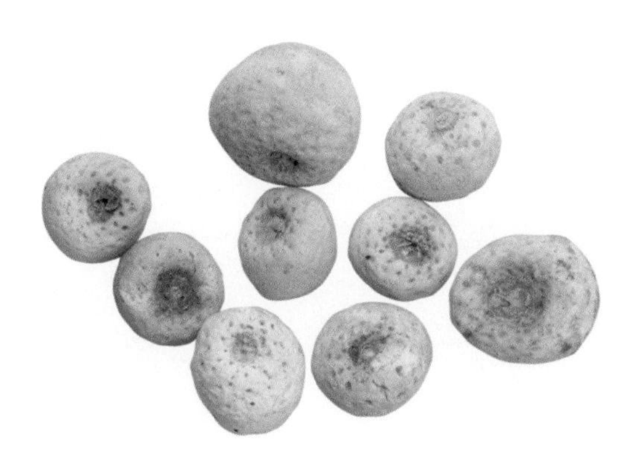

圖3-30 半夏（許旭芒/攝）

天南星科植物半夏的塊莖，性溫，味辛，有毒。

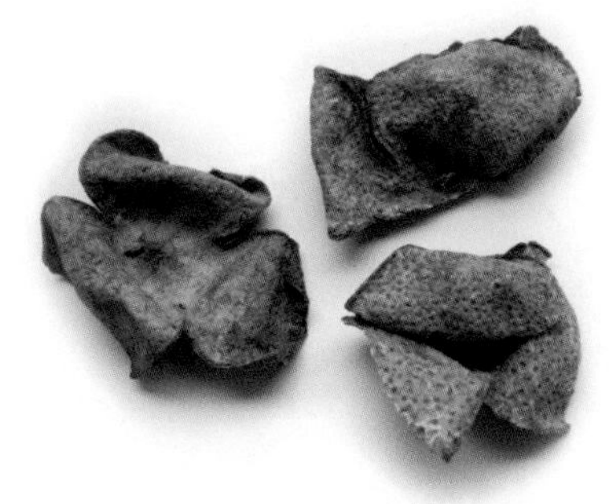

圖3-31 陳皮（陳巧瑜/攝）

陳皮爲小喬木植物橘及其同屬多種植物的成熟果實的果皮，性溫，味辛、苦。

藥、適應證、隨證加減等都寫入歌中，內容簡明扼要，音韻工整，一時成爲醫界的美談。以補益之劑的第一首「四君子湯」爲例：「四君子湯中和義，參朮茯苓甘草比。益以夏陳名六君，祛痰補氣陽虛餌。除祛半夏名異功，或加香砂胃寒使。」詩中說明由君藥人參、臣藥白朮、佐藥茯苓、使藥甘草這四味中藥組成「四君子湯」，此藥方名取「君子致中和」之意，主治脾胃氣虛，是治療脾胃氣虛證的基礎方，後世衆多補脾益氣方劑多從此方衍化而來。如果加上半夏、陳皮就是「六君子湯」了，兼有祛痰補氣的功效。如果去除半夏，便稱之爲異功散，有益氣補中、理氣健脾的功效。胃寒時，還可以加入香砂。全歌僅四十二個字就說明了「四君子湯」命名的原由、藥物的組成、主治功效以及臨症用方時的加減，這就是湯頭方歌的魅力。（圖3-26）（圖3-27）（圖3-28）（圖3-29）（圖3-30）（圖3-31）

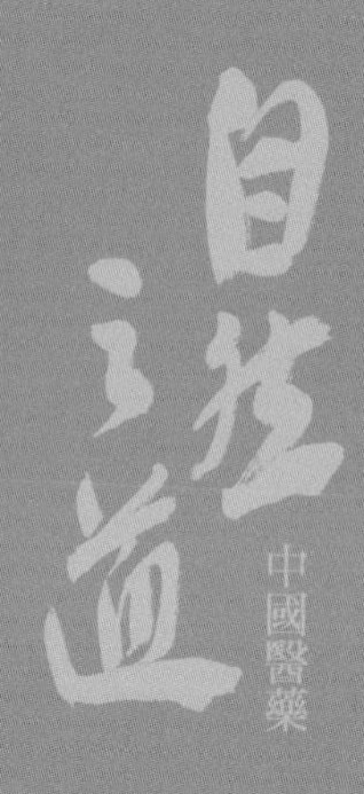

4

神奇的醫術

神聖工巧——中醫的四診

望、聞、問、切是中醫診斷疾病的四種方法，又有神、聖、工、巧的別稱，此稱源自《難經・六十一難》：「經言望而知之謂之『神』，聞而知之謂之『聖』，問而知之謂之『工』，切脈而知之謂之『巧』。」聽起來十分典雅。

有人說四診是扁鵲發明的，因為在《扁鵲傳》中扁鵲給虢太子看病時說，秦越人治病，不用給病人切脈，聽聲，望色，審查形體，就可以說出疾病所在的部位。其實關於四診的論述，在中國早期醫學經典著作中就有記載。《素問・陰陽應象大論》中說：「善診者，察色按脈，先別陰陽，審清濁，而知部分；視喘息，聽音聲，而知所苦；觀權衡規矩，而知病所主；按尺寸，觀浮沉滑澀，而知病所生。以治無過，以診則不失矣。」這段話的大意是：善於診斷的醫生，必須觀察病人的氣色和切按病人的脈搏，首先分辨氣色的陰陽清濁，從而得知得病的部位；還要觀察病人的呼吸，聽病人的聲音，了解病人的痛苦；再觀察脈象，判斷病人患的是什麼病及疾病發生的原因，這樣就不會產生過錯與失誤。在《靈樞・邪氣臟腑

此中國醫道之圖也京中醫士有太醫御醫
之稱乃是在太醫院應差者如有人請馬錢
二吊四百文四吊八百不等如來到門首有
病者給錢數百名為門脈

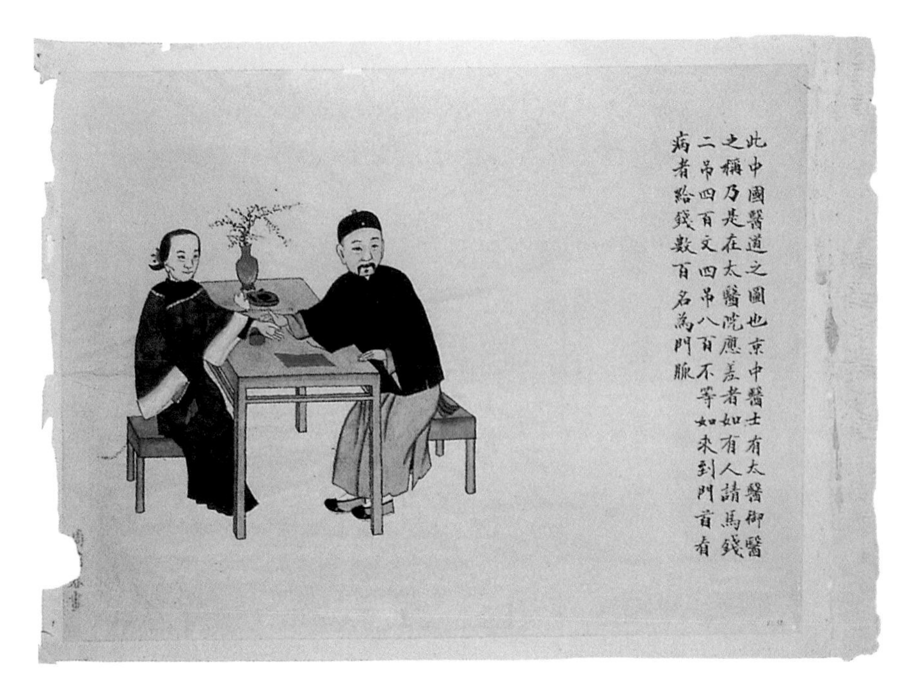

圖4-1　19世紀清朝水彩畫

圖爲醫師爲他的女病人把脈，把脈是中醫學中最重要的診斷方法。

病形篇》中說得更簡潔明瞭：「見其色，知其病，命曰明；按其脈，知其病，命曰神；問其病，知其處，命曰工。」雖然全句講的是何謂明、神、工，但是已經談到望色、切脈、問診。（圖4-1）（圖4-2）

《黃帝內經》論述診法的內容很多，以《素問．脈要精微論》爲例，著重討論的就是望、聞、問、切的有關問題，介紹了望診中的望神、望色、望體態；聞診中聽病人的言語、聲音；問診中的問病史、問大小便；尤其介紹了切診，像診脈的態度、最佳時間，常人的脈象、病脈、死脈等等，而且語言優美，韻律和諧，論述透徹。還有的散見於多篇，只要稍加歸納，就可以看出其蘊藏著豐富的內容。

談到望診的有：《靈樞・五色篇》「視色上下，以知病處」，「赤色出兩顴，大如拇指者，病雖小愈，必卒死」和《靈樞・五閱五使》「肺病者，喘息鼻脹；肝病者，眥青；脾病者，唇黃；心病者，舌卷短，顴赤；腎病者，顴與顏黑」，這些講的是望色；《素問・經脈別論》「診病之道，觀人勇怯、骨肉、皮膚，能知其情，以爲診法也」，這些講的是觀察病人的形態；《素問・刺熱論》肺熱病者，「舌上黃」和

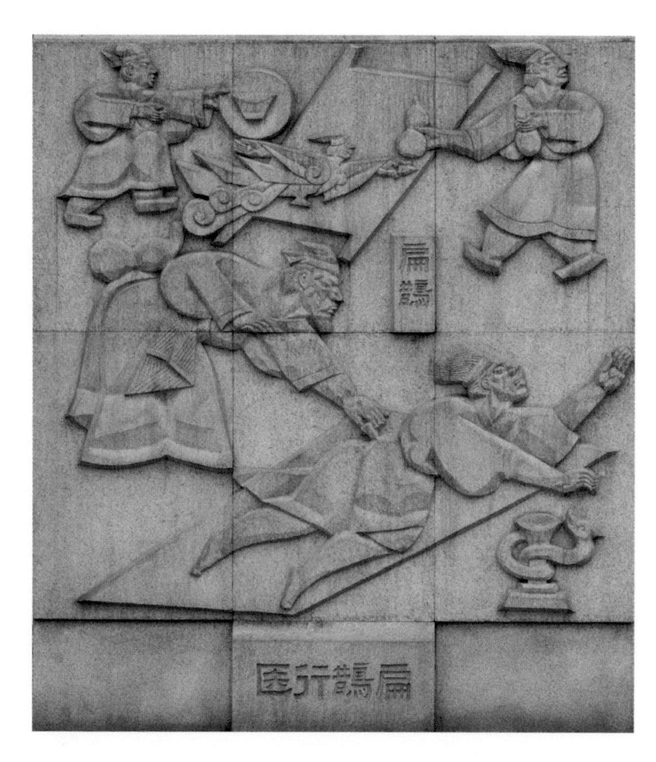

圖4-2　《聖賢史跡圖》之「扁鵲行醫」，濟南泉城廣場的齊魯文化長廊浮雕群（俄國慶/攝）

《靈樞・熱病》「舌本爛、熱不已者死」，這些講的是看舌苔。談到聞診的有：《素問・陰陽應象大論》「聽音聲而知所苦」和《素問・刺熱論》「肝熱病者……熱爭則狂言及驚」，這些講的是聽病人言語之聲而判斷疾病。談到問診的有：《素問・三部九候論》「必審問其所始病，與今之所方病」和《素問・疏五過論》「凡欲診病者，必問飲食居處，暴樂暴苦，始樂後苦」，這些講的是問診最基本的內容。

中醫看病又講究「四診參合」，也就是要將望、聞、問、切診察的結果綜合起來分析病情，這樣得出的結果更全面準確。明代醫學家李中梓

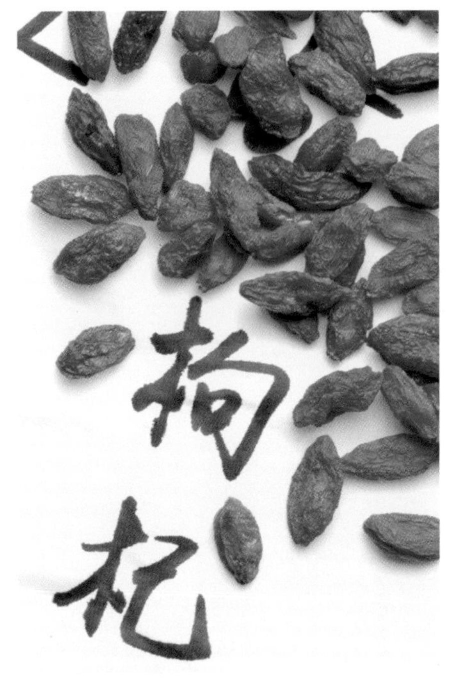

圖4-3 枸杞（老邊/攝）

枸杞是茄科枸杞屬植物的成熟果實，性平，味甘。

在他的著作《醫宗必讀》中談到有的病人不懂「四診參合」的道理，故意隱瞞病情，只用切脈考察醫生是否高明時說：「不知自古神聖，未有捨望、聞、問，而獨憑一脈者。且如氣口脈盛，則知傷食，至於何日受傷，所傷何物，豈能以脈知哉？」

中醫認為「有諸內必形諸外」，就是身體內在的病變一定會在人體的外表顯現出來，就像人的喜怒往往會形於色，這正是望、聞、問、切四診的依據。隨著中醫理論的實踐與發展，今天望、聞、問、切四診的內容更加豐富，「察言觀色」之間就能發現疾病的苗頭，特別是每天上班的人，在快節奏的生活中，只要早晨抽出一點時間對著鏡子看一看自己的臉，就能發現不少需要注意的問題。如果你的眼圈發黑，臉色晦暗，就有可能是腎虛的表現，應適當多吃一些補腎的食物，如核桃、黑芝麻、枸杞等；如果是面頰發紅，有可能是高血壓的徵兆，就要經常量一量血壓，減少吸菸量或者戒菸；如果是臉上出現了色斑，有可能是氣血津液流通不暢而肝脾腎虛，就要疏通經絡，補足氣血，加強運動，同時少吃寒涼的食物，多吃補血、補腎、性溫的食物；再如正常人的嘴唇應該紅潤，乾濕適度，潤滑有光，如果你的唇色蒼白，就有貧血的可能，要多吃補血的大棗、紅小豆，相反如果嘴唇過紅，就有可能上火，應該吃

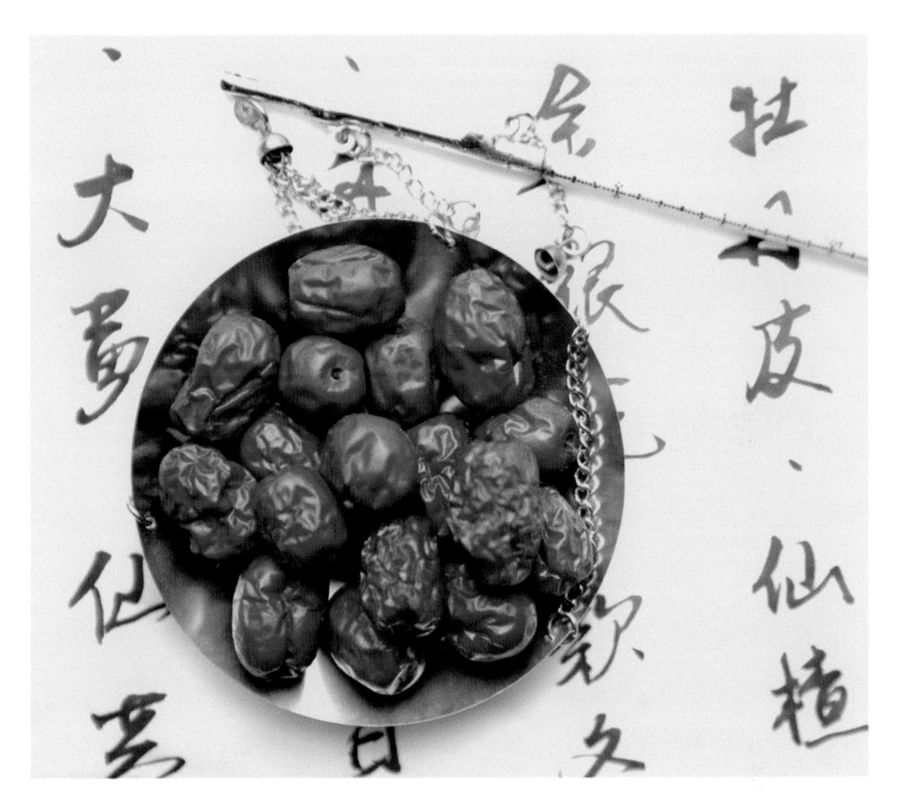

圖4-4　紅棗（劉軍/攝）

鼠李科棗屬植物，性溫，味甘。

去火的食物。（圖4-3）（圖4-4）

「望診」僅僅是四診的內容之一，但是由於學習起來比較簡單容易，對於我們了解自己的身體狀況，預防疾病的發生最有幫助。因此爲了自己的健康，我們不妨學習一點四診的常識，特別是學會「察言觀色」。

辨證施治是良方

在《黃帝內經》中，黃帝曾問臣子岐伯：「醫之治病也，一病而治各不同，皆愈，何也？」這個問題提得十分精妙，一下抓住了中醫的核心與實質，這就是辨證施治。有人說辨證施治是中醫的精髓，還有人說辨證施治是中醫的靈魂，這些說法都不爲過。根據每個人不同的具體情況對其疾病進行分析，從而進行個體化的治療，這是中醫的重要特徵。《華佗傳》曾記載過這樣一個醫案：府吏倪尋和李延同時得了病，都感覺頭痛發熱，沒有什麼不同，於是一起到華佗那兒看病。但是華佗給他們的藥卻不一樣。給倪尋的是發汗解表的藥，給李延的卻是攻下的藥。於是有人質問華佗：爲什麼一樣的病，給兩人的藥卻不一樣呢？華佗回答說：倪尋是外實證，李延是內實證，兩人病證不同，當然治法不同。這個醫案故事眞實地反映了中醫辨證施治的特色。（圖4-5）

辨證施治包括兩方面的內容：辨證和施治。辨證是分析、辨識疾病的過程。要把望、聞、問、切四診所獲得的病人症狀、體徵以及其他臨床資料綜合起來，再運用中醫理論進行辨證分析，辨清疾病的原因、性質、部

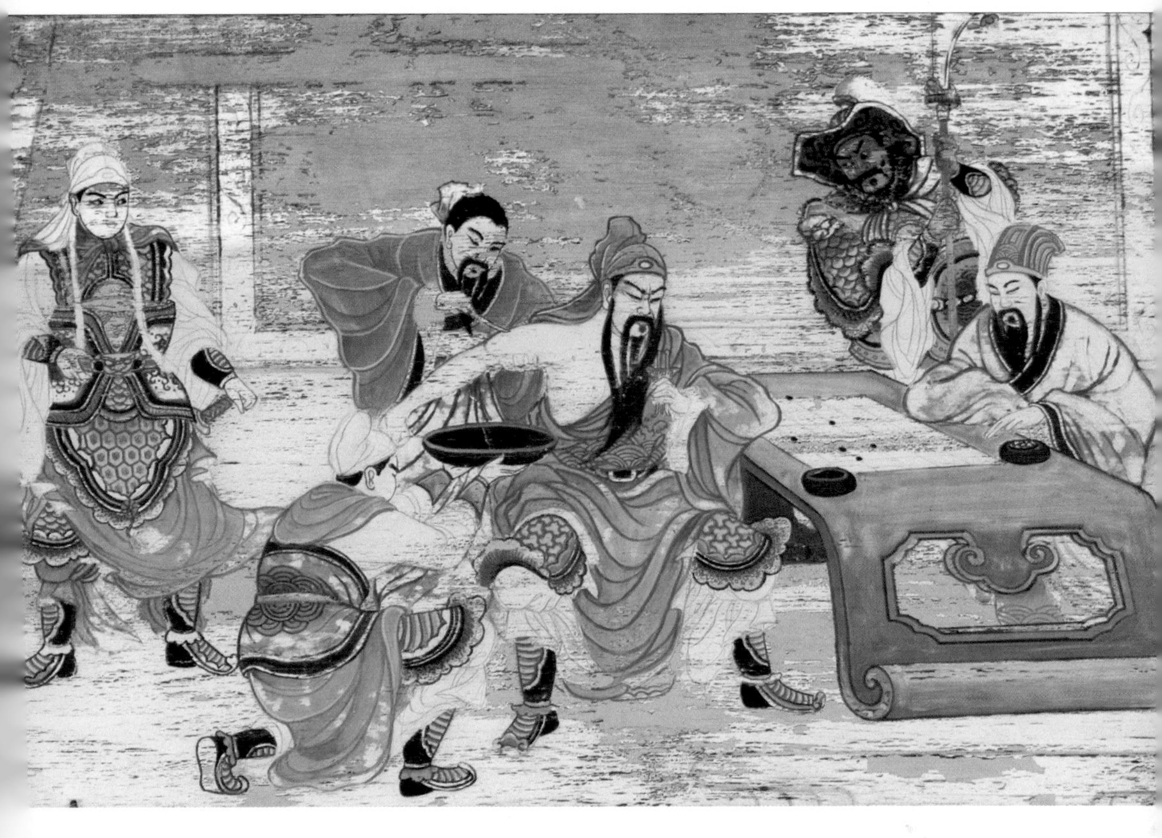

圖4-5 神醫華佗爲關公刮骨療傷，彩畫，河南開封山陝甘會館牌樓（聶鳴/攝）

中醫治病，在「望聞問切」之後，要根據具體病情，加以治療。華佗給關公刮骨療傷就是中醫對症施治的一個很好的例子。

位，以及病情的發展趨勢、邪正盛衰，進而判斷屬於什麼病症。施治是在辨證的基礎上，根據不同證候，採用相應的治療方法，遣方用藥。因此辨證是施治的依據，施治是辨證的目的。辨證施治把人體的內在聯繫，疾病的發展變化規律聯繫起來，既不同於對症治療，也不同於西醫的辨病治療。以日常生活中最常見的感冒病來說，西醫會根據患者發熱、頭痛、咳嗽等病情給以退燒、鎮痛、止咳等藥物。中醫則根據發病的季節、症狀以

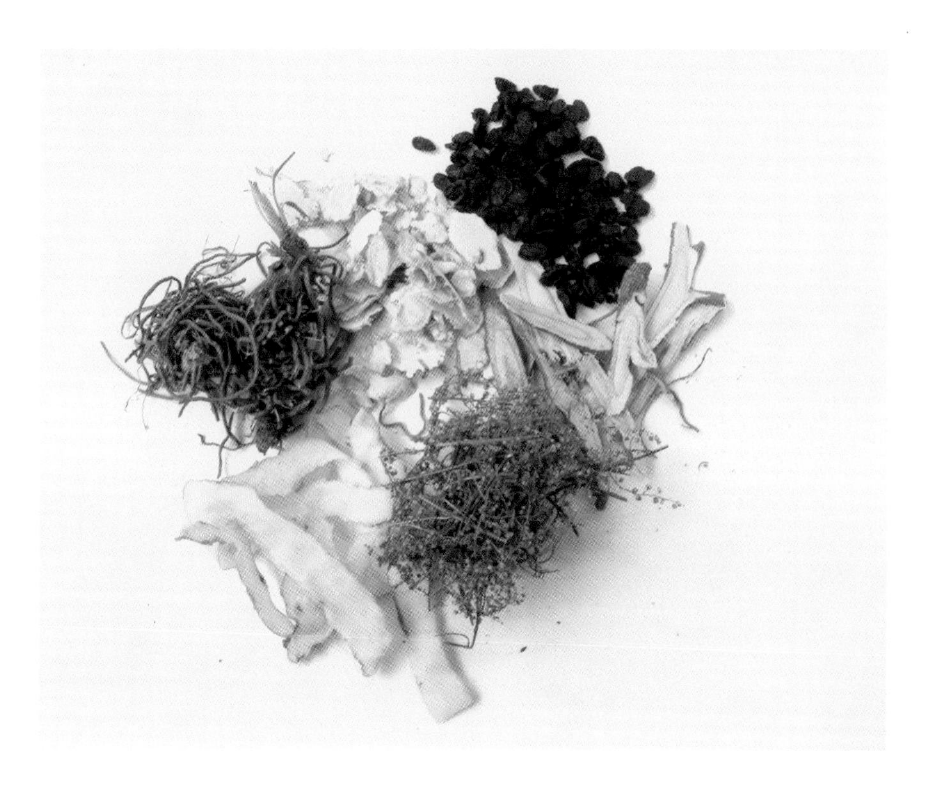

圖4-6　可治感冒的中藥：玉竹、淡豆豉、
白薇、桔梗、青蒿、甘草

及脈象等等的差別，把感冒分爲風寒感冒、風熱感冒、暑濕感冒三種。風寒感冒主要症狀爲發熱怕冷，頭痛，咽喉發癢，鼻塞等；風熱感冒主要症狀就不同了，惡寒輕，發熱重，頭脹痛，咽喉腫痛，口微渴，少汗出，咳嗽吐黃痰等；暑濕感冒主要是身熱，稍微惡風，汗少，肢體痠重或疼痛，頭昏腫脹疼，咳嗽痰黏，鼻流濁涕，心煩口渴，小便短赤等等。根據感冒類型的不同，治療用藥也不相同。（圖4-6）（圖4-7）

中醫辨證施治的歷史非常悠久，早在《黃帝內經》時期就基本奠定了中醫辨證施治的體系，即把診治疾病概括爲一個以審察病因、分析病位、

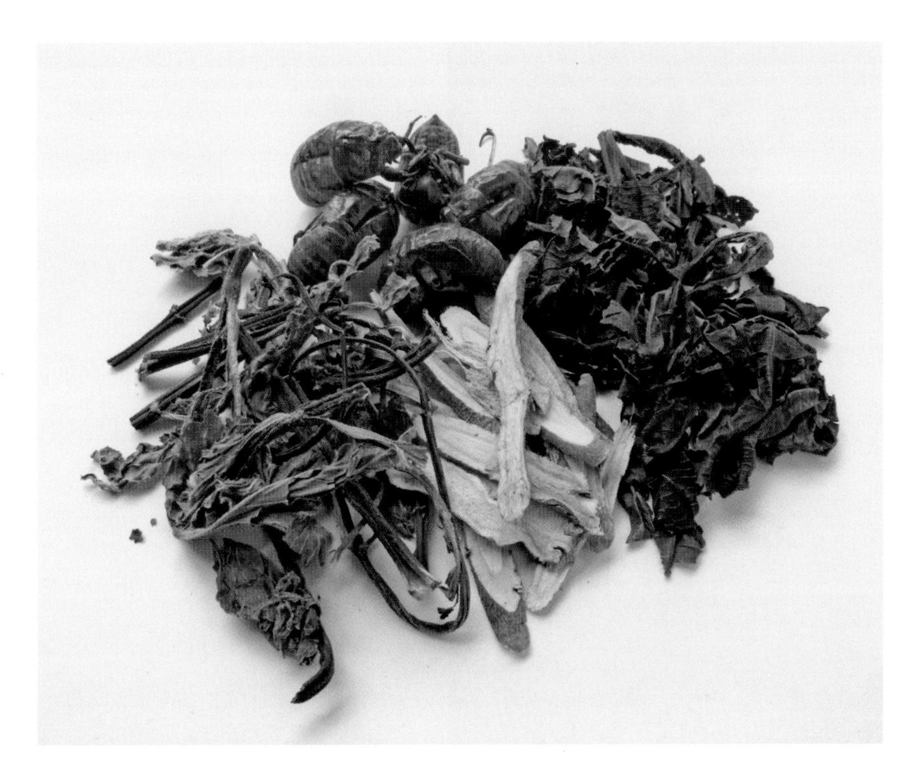

圖4-7　可治感冒的中藥：大青葉、薄荷、蟬蛻、甘草

判斷性質、辨析病證輕重緩急和動態變化等要素的過程，在此基礎上予以治療。這個時期辨證施治的特點是高度綜合。從東漢張仲景起，許多醫家在《黃帝內經》的基礎上，結合各自的理論心得和實踐體會，針對不同病證，分別對六經、衛氣營血、八綱、臟腑、三焦等辨證施治方法進行了深入研究，並且不斷充實發展，從而使各種辨證綱領先後從《皇帝內經》的綜合辨證施治體系中分化獨立出來。

六經辨證是張仲景在《傷寒論》中提出來的。六經，指的是太陽、陽明、少陽、太陰、少陰、厥陰，也就是三陰三陽。六經辨證，是把外感病

發生、發展過程中所表現的各種不同證候，按疾病的不同性質分爲三陽病證和三陰病證六個證型進行治療。（圖4-8）

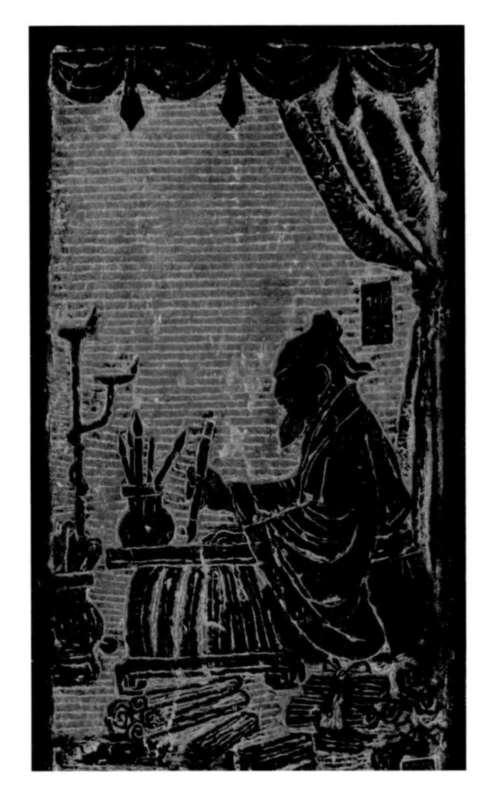

圖4-8　《張仲景史畫》「著書立說」，河南省南陽市醫聖祠（聶鳴/攝）

該圖反映的是張仲景撰寫《傷寒雜病論》時的情景。

衛氣營血辨證是六經辨證的發展，也是外感熱病常用的一種辨證方法，它代表病證深淺的四個不同層次或階段，用以說明某些溫熱病發展過程中的病情輕重、病變部位、各階段病例變化和疾病的變化規律，這就是中醫常說的「衛之後方言氣，營之後方言血」的道理。溫病的發展，一般是按衛、氣、營、血這四個階段傳變的。病在衛分或氣分爲病淺，病在營分或血分則爲病深。中醫把感染性熱性病統稱爲溫熱病。溫熱病的發病特點是，起病急，發展快，變化多，如常見的感冒、流感、痲疹、肺炎、流腦、乙腦、傷寒、流行性出血熱等許多傳染病、流行病多屬於該病範疇，中醫多按衛氣營血來進行辨證施治。

八綱辨證是最基本的辨證方法。八綱是辨證的總綱，包括陰、陽、表、裏、寒、熱、虛、實。八綱辨證就是運用八綱的理論對四診所掌握的各種臨床資料進行分析綜合，以辨別病變的部位、性質、邪正盛衰及病證類別等情況，從而歸納爲表證、裏證、寒證、熱證、虛證、實證、陰證、陽證。比如一個患者主訴頭痛，那麼首先要分清頭痛的性質，是虛是實，是外邪侵犯引起的頭痛還是臟腑本身病變引起的頭痛等等。

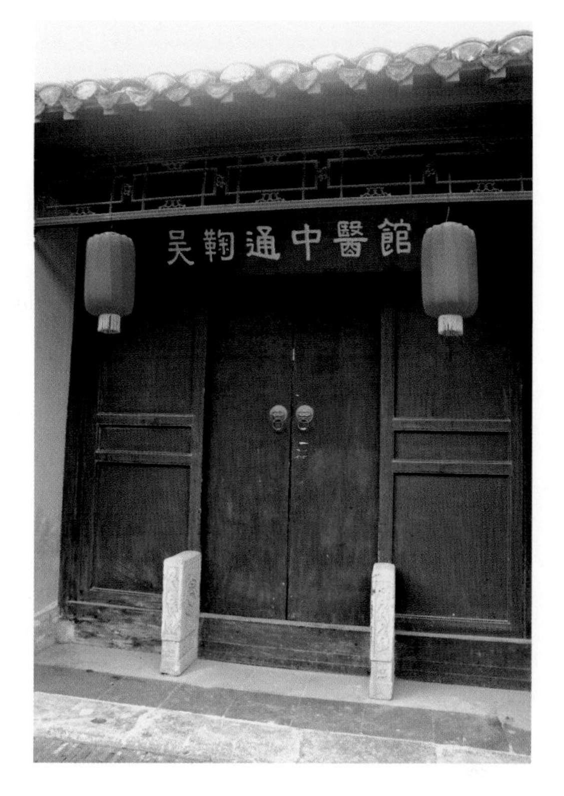

圖4-9　吳鞠通中醫館，江蘇省淮安市楚州區河下古鎮

三焦辨證的創始人是清代醫家吳鞠通。自他以上、中、下三焦論述溫病的證治以來，三焦辨證就成爲溫病辨證的方法之一。這是依據《黃帝內經》關於三焦所屬部位的概念，在《傷寒雜病論》及葉天士衛氣營血辨證的基礎上，結合溫病傳變規律的特點而總結出來的，著重闡述了三焦所屬臟腑在溫病過程中的病理變化，證候特點及其傳變的規律。三焦辨證認爲：溫病一般始於上焦手太陰肺，然後傳入中焦脾胃，最後終於下焦肝腎。但是，由於溫病有風溫、春溫、暑溫、濕溫、秋燥、伏暑、瘟疫等不同種類，因此，它們的發病和傳變規律不盡相同。如暑溫初起，即可表現爲中焦病症。此外，三焦病證亦可以相兼互見，如濕溫初起，多上、中二焦同時發病。（圖4-9）

以中國「非典（非典型肺炎）」爲例，中醫中藥所顯現出的威力和療效爲世人所公認。按照「非典」的臨床症狀表現，它屬於中醫溫病的範

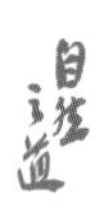

疇，所以中醫對於「非典」的治療採取以「清熱透邪，解毒化淤」的方法，在對由病毒引起的發熱方面，中醫有很好的經驗。當時正是由於中醫藥的介入，奇蹟才悄然發生，死亡率才降了下來。爲此香港《亞洲週刊》曾刊載大幅篇章介紹中華醫學的博大精深與奇麗壯美。

從砭石到銅人

什麼是砭石？漢代許愼的《說文解字》說：「砭，以石刺病也。」《山海經·東山經》也記載：「高氏之山，其上多玉，其下多針石。」西晉郭璞解釋說，這種石頭可以做成砭針，治療臃腫病。《春秋經》裏還說：「美疢不如惡石。」即認爲美言疾病，不如用砭石去治療疾病。服子愼注：「石，砭石也，季世無復佳石，故以鐵代之耳。」因此「砭」是石針，是鐵針發明之前用來針刺治病的，是一種古老的針刺器具。（圖4-10）

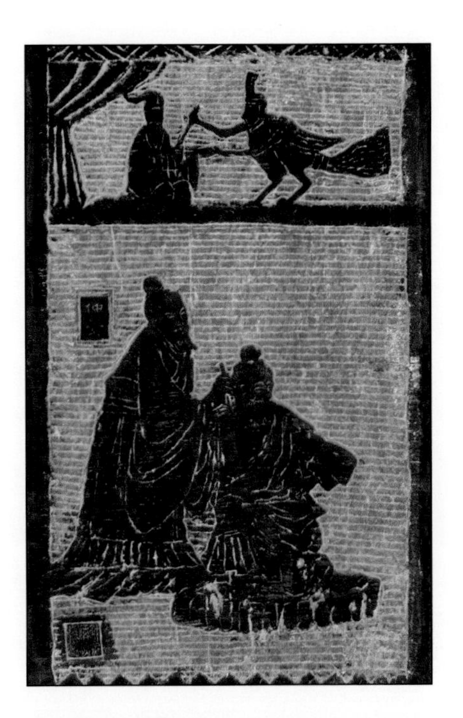

圖4-10　《張仲景史畫》「砭石針灸療疾病」，河南省南陽市醫聖祠（聶鳴/攝）

中醫經典著作《素問·異法方

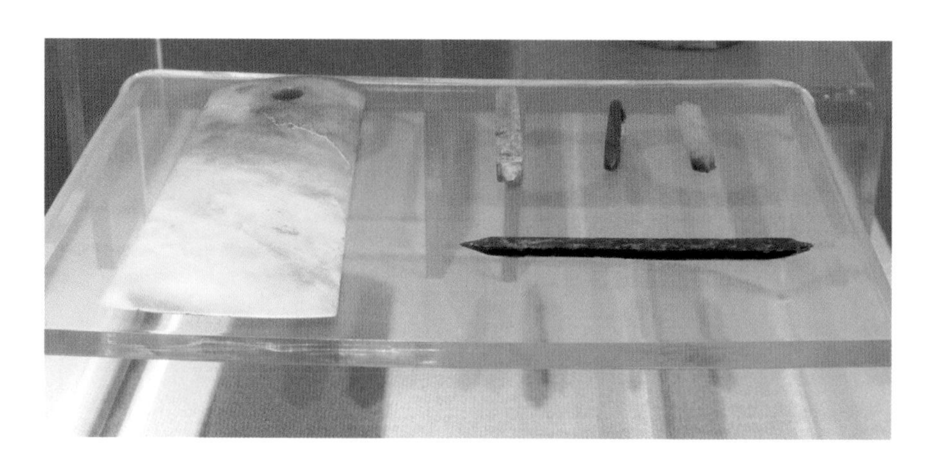

圖4-11　玉砭石，山東莒縣大朱家村出土，莒縣博物館藏（俄國慶/攝）

宜論》記載了用砭石治療癰瘍病：「東方之域……故其民皆黑色疏理（皮膚粗疏），其病皆爲癰瘍，其治宜砭石。」《靈樞．玉版》說：「其已成膿血者，其惟砭石、鈹針之所取也。」《史記．扁鵲傳》裏扁鵲在給齊桓侯看病時說：「疾之居腠理也，湯熨之所及也；在血脈，針石之所及也。」這裏的「石」，指的也是砭石。（圖4-11）

現在有人考證認爲「泗濱浮磬」就是砭石。

泗濱原本是出磬的地方，1978年，山東省滕州曾出土春秋時期的「泗濱編磬」，這套磬共由十三枚磬石組成，可惜其中已有兩枚破損。爲了彌補這一不足，經過苦苦尋找，在明代權妃墓旁，發現了這種響石。後來在發現「泗濱浮磬」的過程中，又意外發現此石就是中國古老的針刺器具——「砭」。

用「泗濱浮磬（石）」可以做成多種形狀的砭具，治病可以有多種手法，即感、壓、滾、擦、刺、劃、叩、刮、拍、揉、振、拔、溫、涼、聞、撾，稱爲砭術十六法。又經研究部門的檢測，發現「泗濱浮磬

（石）」無放射性，對人體無害，並有奇異的能量場，作用於人體可產生紅外熱像並可循經而行，接觸人體表皮，則可以使小血管和毛細血管中的血液加快流動。砭石還含有三十幾種對人體有益的微量元素，其中鍶的含量最高，摩擦此石亦能發出超聲波脈衝，因此「泗濱浮磬（石）」除了被製作成醫療器具刮痧板、石滾、石錐等，還被製成各種保健飾品，如石梳、石項鏈、手鏈、石枕墊等。

由砭石開始，針刺器具大約經歷了砭石→箴石→箴→鍼→針的發展過程，而材質則也由砭石到石針、竹針、木針、骨針、青銅針、鐵針、金銀針等等。

在針刺器具發展過程中，最有代表性的重大事件就是「針灸銅人」的製成，它不僅推動了針灸的標準化、規範化，而且作爲考試工具，前後使用達百年之久。（圖4-12）（圖4-13）

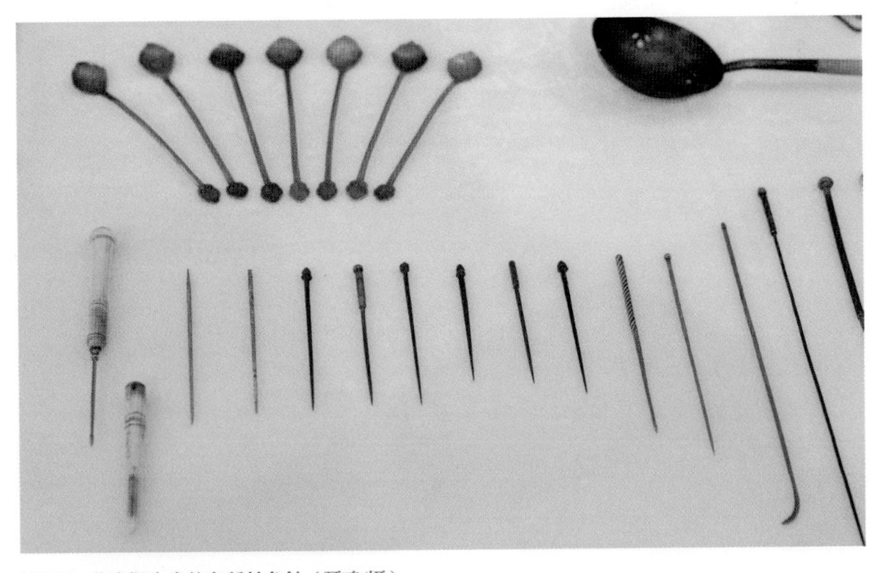

圖4-12　北京御生堂的各種針灸針（聶鳴/攝）

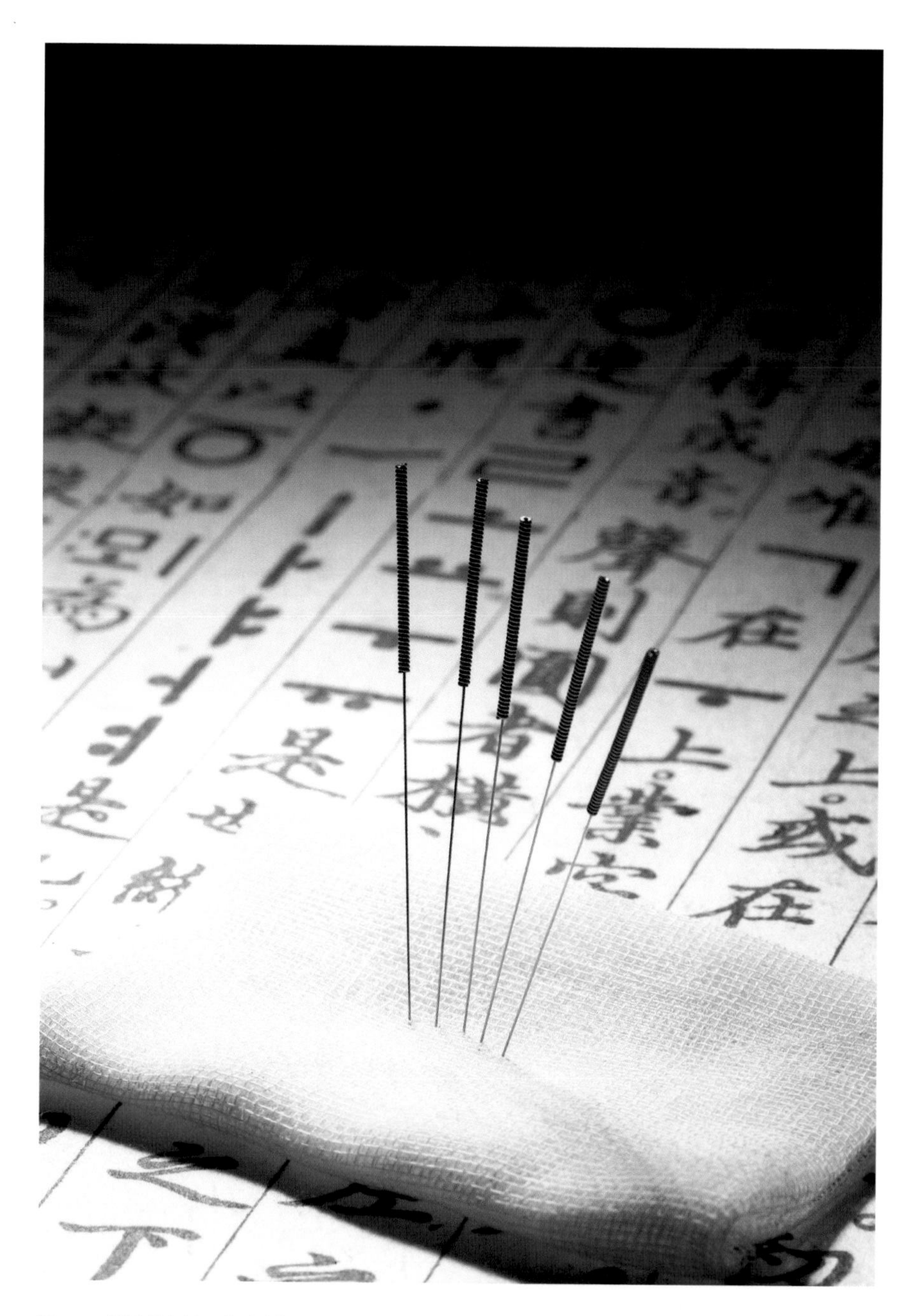

圖4-13 醫用針灸針（老邊/攝）

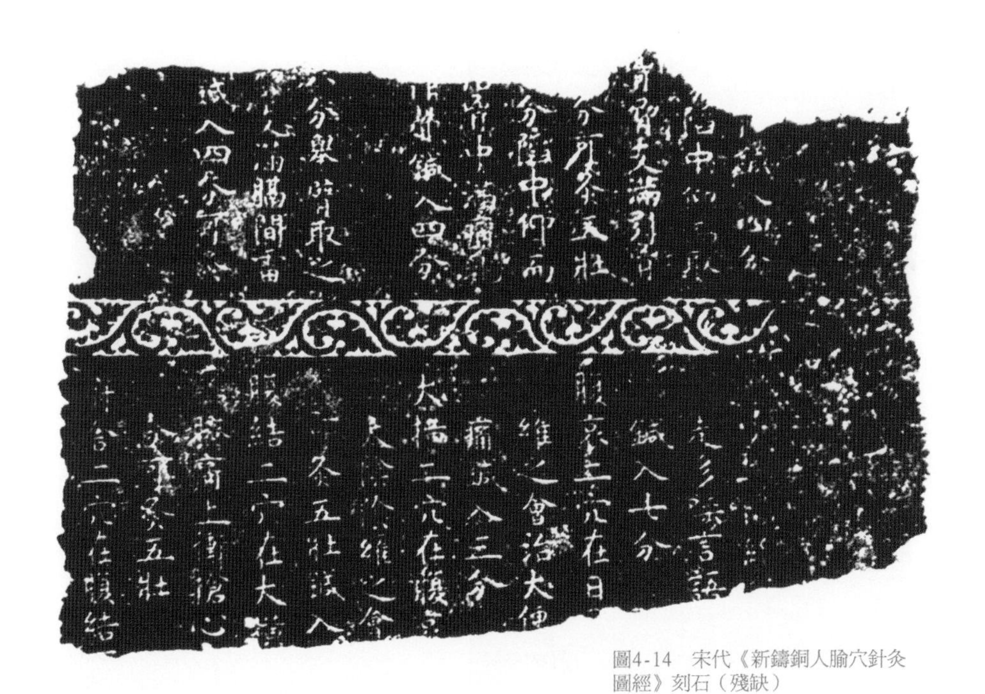

圖4-14　宋代《新鑄銅人腧穴針灸圖經》刻石（殘缺）

「針灸銅人」簡稱「銅人」，是由北宋醫官王惟一負責設計，朝廷組織全國的能工巧匠進行鑄造的。王惟一是北宋著名的醫學家，曾歷任宋仁宗、英宗兩朝的醫官。

北宋以前，醫生主要是憑藉自己的經驗和對針灸醫學書籍的理解給病人看病扎針，並沒有一個針灸取穴的標準，在取穴過程中非常容易失誤。爲給針灸經穴重新制定國家標準，宋天聖四年（1026），宋仁宗詔令國家醫學最高機構醫官院編撰《新鑄銅人腧穴針灸圖經》。王惟一經過三年的努力，完成了新的針灸經穴國家標準的制定，不僅統一了經穴，使之規範化，而且還對經穴進行考訂，使之更加豐富完備。爲便於保存，王惟一還將《圖經》分別刻在五塊石碑上。但是宋仁宗認爲，心裏了解哪裏比得上眼睛看得明白，寫在著作上的文辭不如實際考察模型清楚。於是再次詔令

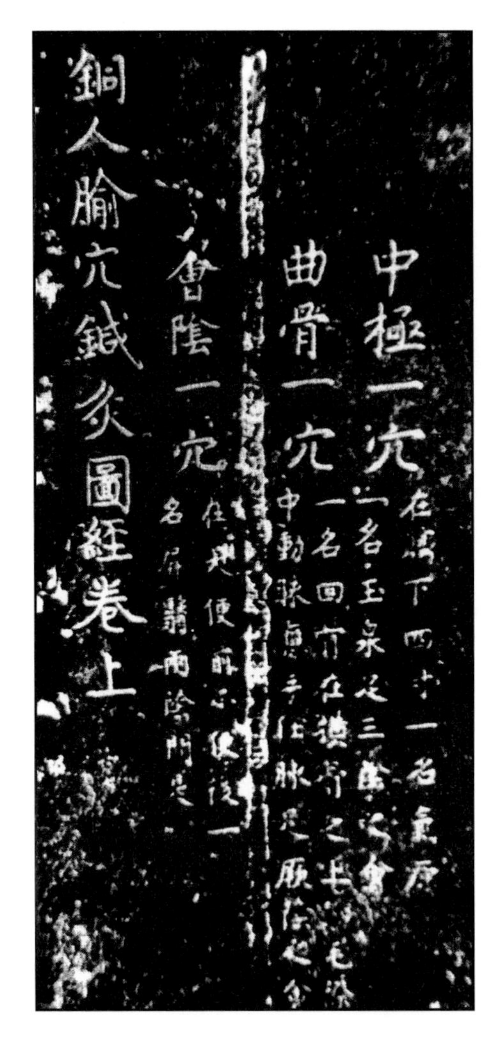

圖4-15 明代《銅人腧穴針灸圖經》刻石拓片

卷上載任脈穴部分文字，碑刻於明朝正統八年（1443），今存石刻拓本四部。

根據《新鑄銅人腧穴針灸圖經》鑄造針灸銅人。當時針灸銅人共鑄成了一模一樣的兩具，被後來的人們稱爲「宋天聖針灸銅人」。（圖4-14）（圖4-15）

針灸銅人的原型是一個青年男子，身高1.73公尺左右，下身穿短褲，配有腰帶，刻有頭髮及頭冠，持立正的姿勢，兩臂平伸，掌心向前。前後兩部分利用特製的插頭可以進行拆卸組合，銅人上標有六百五十七個穴位名稱，若按照雙穴對應，兩穴計爲一穴，則是三百五十四個穴位。所有穴位都鑿穿小孔。在周密的《齊東野語》裏是這樣描述銅人的：「銅人全像，以精銅爲之，藏府無一不具，其外腧穴則錯金書穴名於旁，凡背面兩器相合，則渾然全身。」銅人的用處不僅僅是作爲學習的模型，還是考試用的工具。《齊東野語》還記載：「蓋舊都用此以試醫者。其法外塗黃蠟，中實以汞，俾醫工以分析寸，案穴試針，中穴則針入而汞出，稍差則針不可入矣。」由於用黃蠟完全遮蓋了經脈穴位，所以考生當

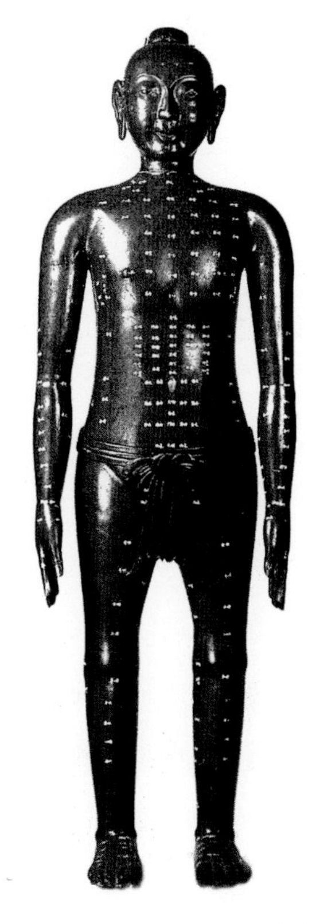

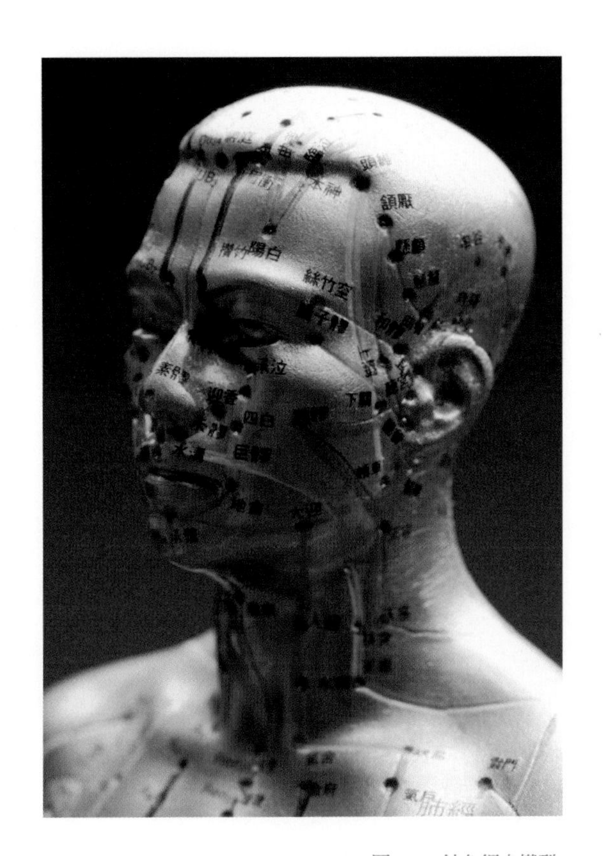

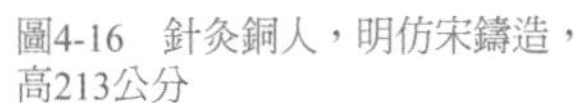
圖4-16　針灸銅人，明仿宋鑄造，高213公分

圖4-17　針灸銅人模型

時並不能看見具體的穴位，只有依據平時學習的知識進行針刺。如果一針下去，穴位扎準了，就會針入汞出，銅人體內的水銀會流出來；如果扎錯了，就不會有汞流出。（圖4-16）（圖4-17）

宋天聖針灸銅人的下落至今仍是一個謎，有人考證藏在聖彼得堡艾爾米達什博物館，有人考證藏在日本東京博物館。然而不管收藏在何處，都在顯示著中國古老針灸學的神奇作用，顯示著中國人對世界醫學的貢獻，顯示著中國人的智慧與才華。

酒的發明與藥用

《周禮·天官·酒正》記載：「辨四飲之物，一曰清，二曰醫，三曰漿，四曰酏。」唐代賈公彥解釋說：「二曰醫者，謂釀粥爲醴則爲醫。」也就是說用粥釀成的酒就叫「醫」。唐代皮日休《茶中雜詠》序說：「又漿人之職，共（供）王之六飲，水、漿、醴、涼、醫、酏，入於酒府。」也說明「醫」是粥加曲蘖釀成的甜酒。

「醫」又指醫生，在漢代許慎的《說文解字》裏解釋爲「治病工也」，又說「醫之性然得酒而使」，又「酒，所以治病也」。由此可以看出「酒」和醫之間的密切聯繫，從「酒」的造字之初就和治病相關聯，在《漢書·食貨志》中還有「酒爲百藥之長，飲必適量」的論述。

酒是怎樣發明的呢？

晉人江統在《酒誥》裏說：「酒之所興，肇自上皇；或云儀狄，一曰杜康。有飯不盡，委餘空桑，積郁成味，久蓄氣芳，本出於此，不由奇方。」酒在原始社會，是人們把剩餘的野果和穀物，儲存在陶罐裏，經過雨水浸泡，使罐裏的食物久蓄自行發酵而成。至於人工釀酒源於何時，尙

無定論。但古代的人們往往把事物的起源歸於某個人的發明，這雖然不足以考據，卻是一種文化認同現象。（圖4-18）

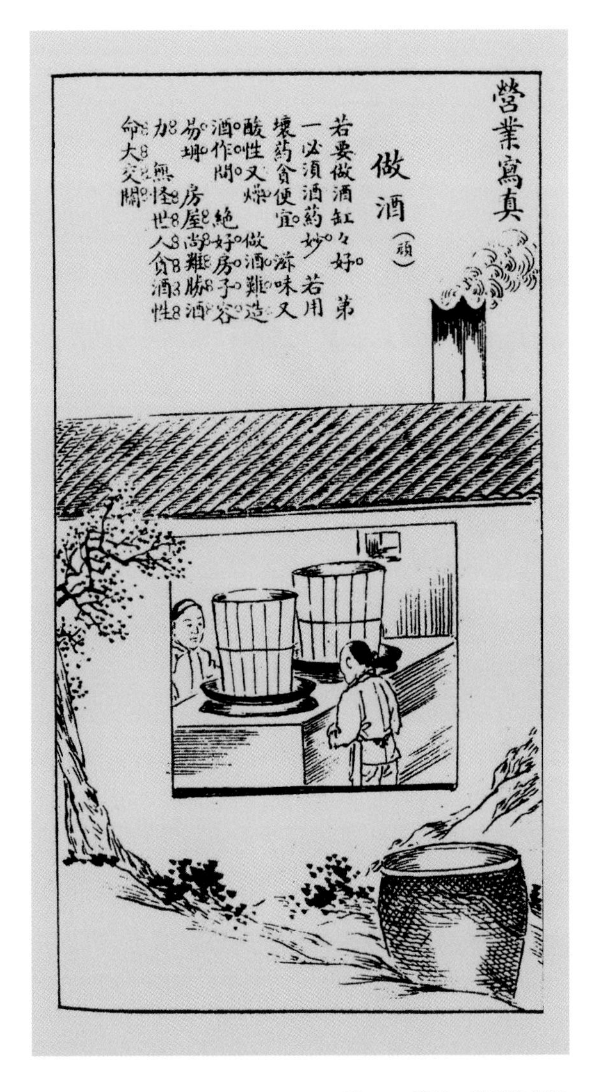

圖4-18 清代，做酒的作坊

以下就是幾種關於酒發明者的傳說。一種說法認為是儀狄發明釀酒。相傳夏禹時期，儀狄發明了釀酒，在《呂氏春秋》裏有「儀狄作酒」的記載。《戰國策》則更詳細地說明：「昔者，帝女令儀狄作酒而美，進之禹，禹飲而甘之，曰：『後世必有飲酒而亡國者』。」大禹喝了酒，認為十分甘美，並認定後世一定會有沉溺於美酒當中而亡國的國君。

另一種說法是杜康釀酒。《說文解字》中解釋「酒」字的條目中說：「杜康作秫酒。」又經過曹操《短歌行》的詩句「何以解憂，唯有杜康」的詠唱，有些人心中便

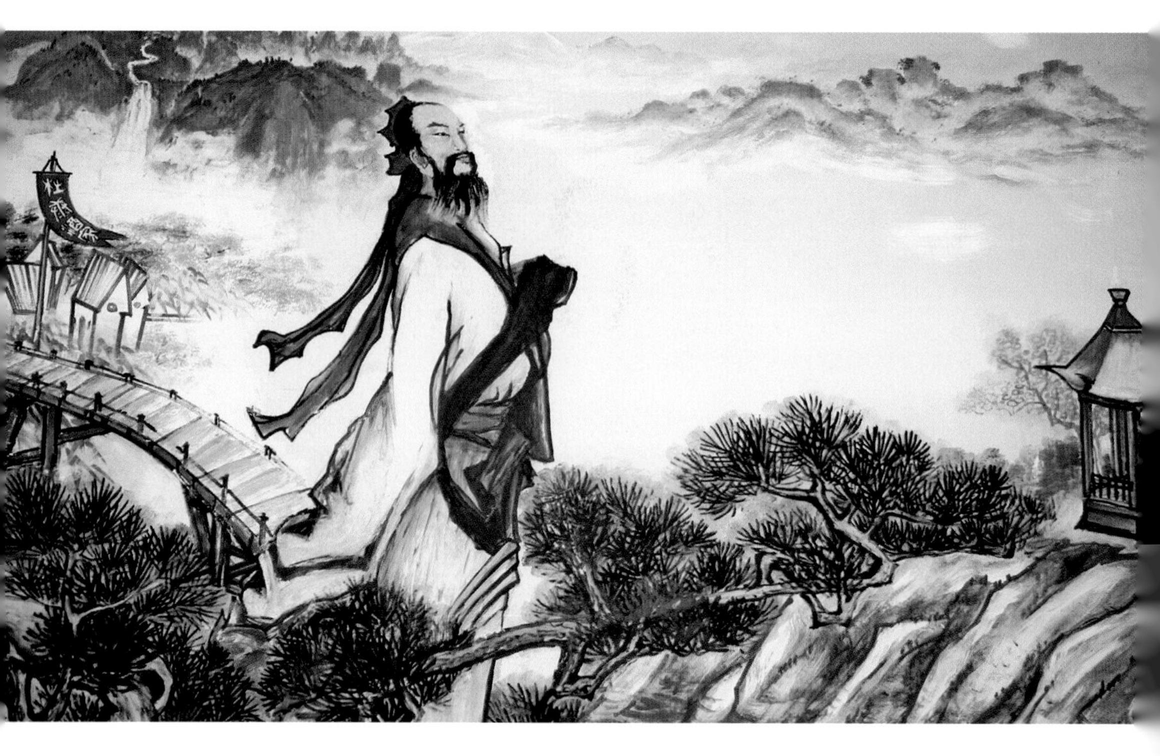

圖4-19　酒祖杜康，麗京門九龍殿壁畫，河南洛陽（聶鳴/攝）

認定了杜康是酒發明者。（圖4-19）

還有人認爲釀酒始於黃帝，因爲在《素問．湯液醪澧篇》中記載了黃帝與岐伯討論釀酒的情景。最帶有神話色彩的說法是「天有酒星，酒之作也，其與天地並矣」，認爲酒是天星所作，它的歷史和天地一樣久遠。儘管這些傳說各不相同，卻大致說明釀酒早在夏朝或者夏朝以前就存在了，這一點已被考古學家所證實，因爲從出土的釀酒器具來看人工釀酒已有四千多年的歷史了。（圖4-20）（圖4-21）（圖4-22）

酒在醫學上的應用，是中國醫藥史上的一大發明。《扁鵲傳》記載，

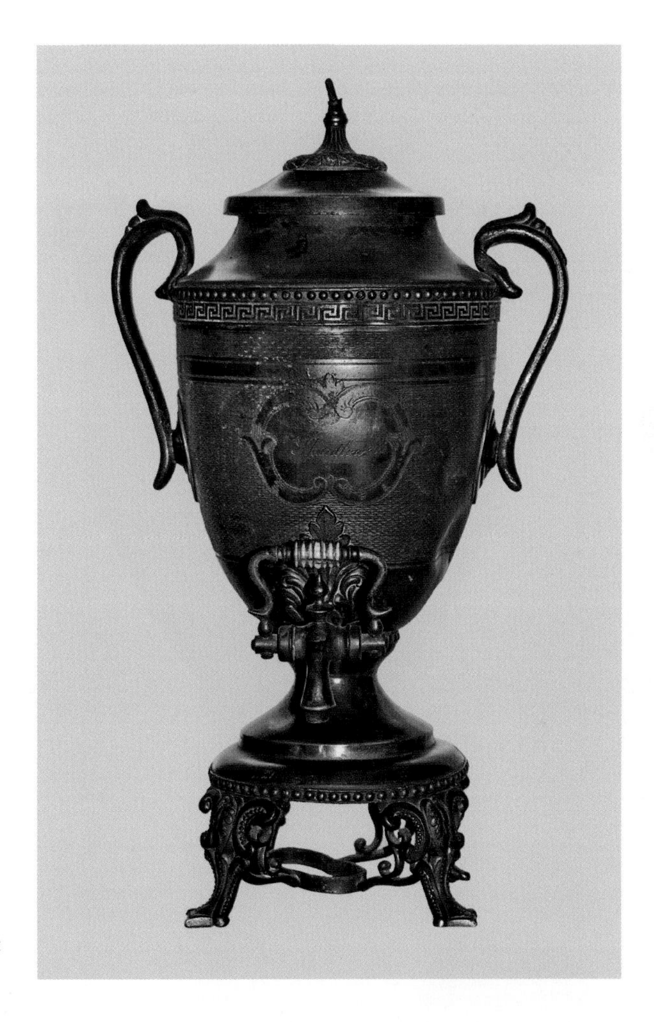

圖4-20　古代釀酒壺，天津古雅博物館（李鷹/攝）

中庶子在與扁鵲談到上古名醫俞跗時說他治病「不以湯液醴灑」，「醴灑」指的就是藥酒，可見在上古時代酒就已經在治病中應用了。張仲景在《傷寒雜病論》中有二十一個方子用到了酒，用法有很多種：酒水合煎法、酒送服法、酒浸藥法、酒煎藥法、酒洗藥法等。元朝忽思慧寫的《飲膳正要》是一部元代宮廷飲食譜，也是現存最早的中國古代營養保健學專

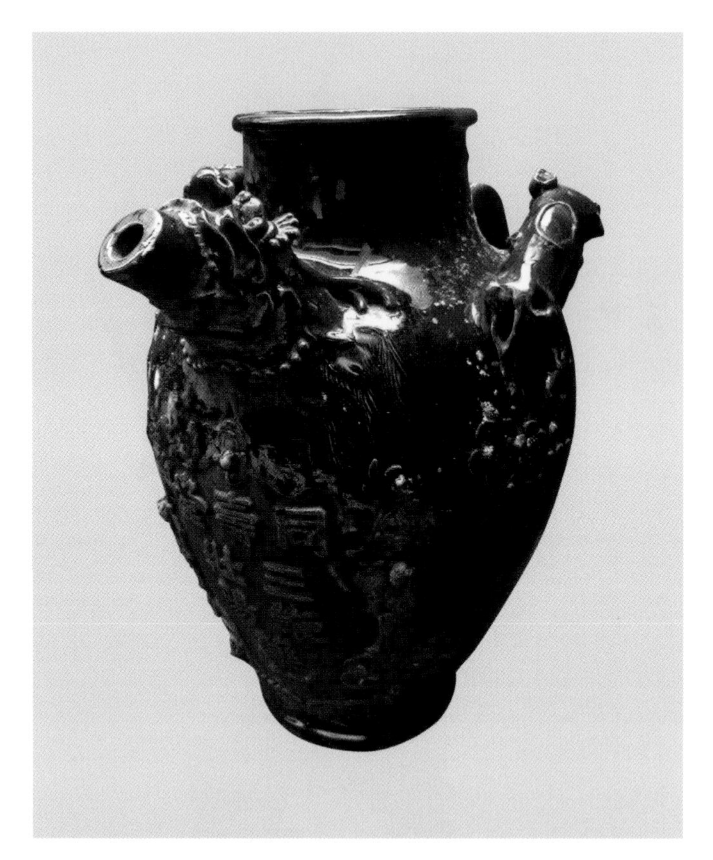

圖4-21 「同壽堂」藥酒大壺，廣東省博物館新館「廣東歷史文化陳列」展廳（馮冬莉/攝）

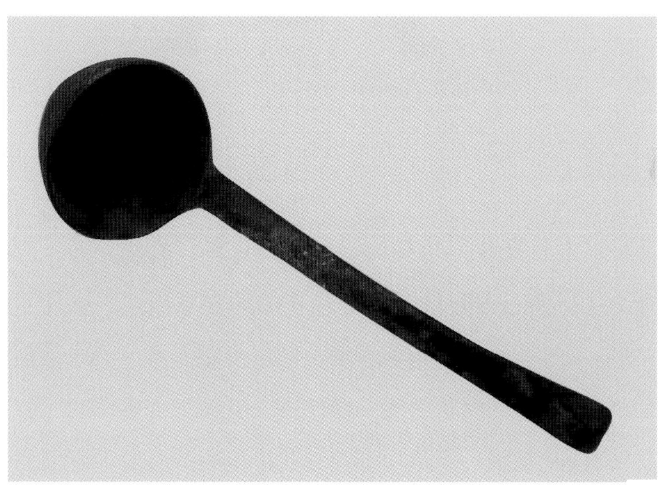

圖4-22 戰國時期銅「吉羊」紋藥酒勺，北京御生堂中醫博物館展品（樊甲山/攝）

著。書中對酒有這樣的評價：「酒主行藥勢，殺百邪，通血脈，厚腸胃，消憂愁。」就是說酒可以加強藥力的運行，酒性善行，能藉以引導藥物的效能到達需要治療的部位，從而提高藥效。酒還可以殺死毒邪，疏通血脈，開胃下食，消除憂愁。李時珍認爲「酒，天之美祿也」，「少飲則和血行氣，壯神禦寒，消愁遣興；痛飲則傷神耗血，損胃亡精，生痰動火」。在《本草綱目》裏記載了「酒蒸」、「酒服」、「酒煮」、「酒浸」、「熱酒化」等酒在藥物炮製中的多種用法。據有人統計該書共記載了二百多種中藥酒，如五加皮酒可以「去一切風濕痿痹，壯筋骨，塡精髓」；黃精酒可以「壯筋骨，益精髓，變白髮，治百病」；人參酒「補中益氣，通治諸虛」，等等。明清以來補益性藥酒明顯增多，加上在很多藥酒的配方當中都愼用溫熱燥烈的藥物，而採用平和之品，這對藥酒的繁榮起了積極的作用。像枸杞子，味甘，性平，是補腎之藥。現代研究認爲枸杞子對糖尿病、高脂血症、肝功能異常、胃炎等都有一定治療作用。用枸杞泡酒，製作簡單，只要將枸杞子淘洗乾淨，放入瓶中，再加入白酒，加蓋密封，放置在陰涼乾燥之處，每日搖動一次，一周以後就可飲用。枸杞子酒還有一個好聽的別名叫「神仙酒」，有養血明目、烏髮養顏、延緩衰老的功效，是適合老年人常飲的藥酒。（圖4-23）

今天，在中國重大節日時還有飲酒的習俗，裏面多有中藥。如端午節飲「菖蒲酒」，中秋節飲「桂花酒」，重陽節飲「菊花酒」，除夕飲「屠蘇酒」。朝鮮族飲的「歲酒」，以大米爲主料，配以桔梗、防風、山椒、肉桂等多味中藥材，類似於漢族的「屠蘇酒」。這些成爲中國酒文化中最精華的部分，爲各族人民代代相傳。（圖4-24）

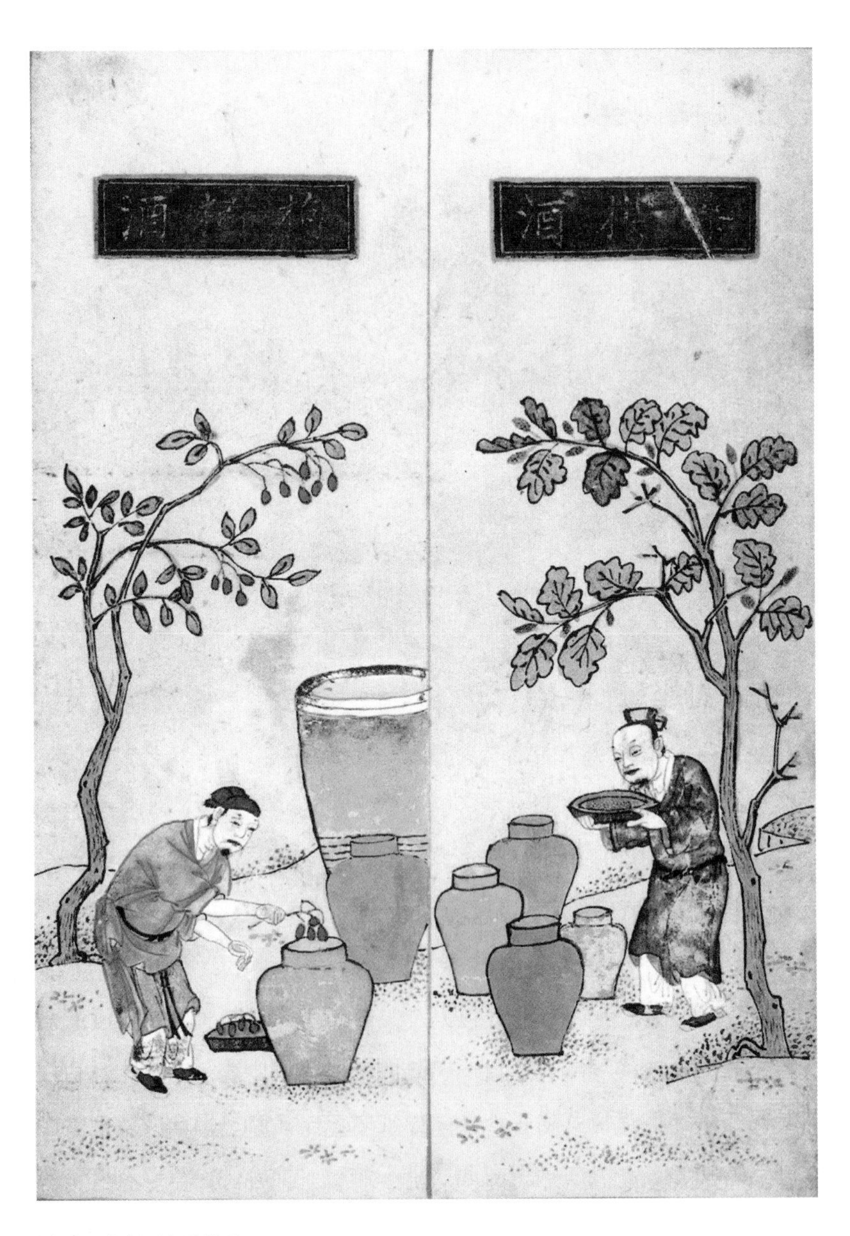

圖4-23　枸杞酒和桑葚酒

枸杞酒具有滋腎助陽、溫陽利水的功效。桑葚酒具有滋補、養身及補血的功效。

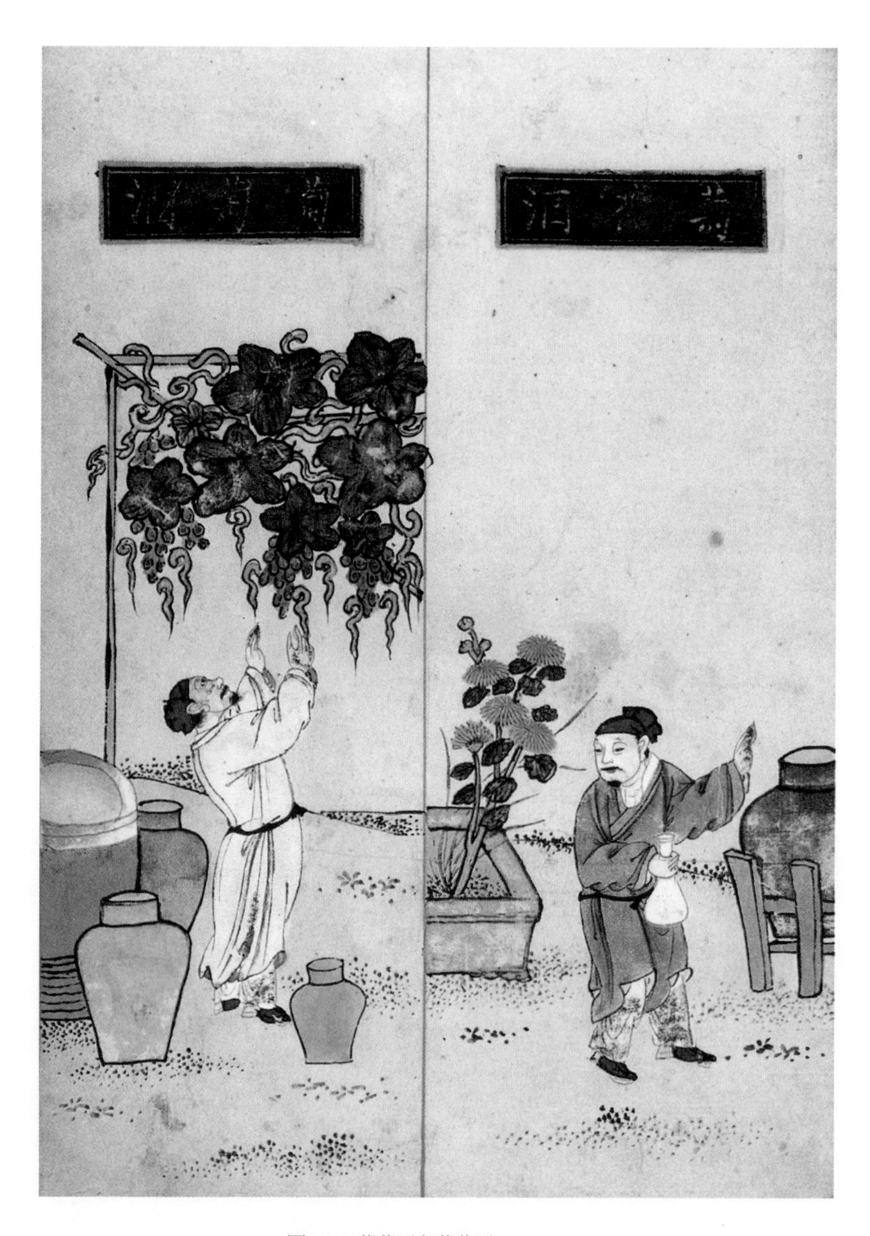

圖4-24　葡萄酒和菊花酒

葡萄酒是以鮮葡萄或葡萄汁爲原料，經全部或部分發酵釀製而成。菊花酒由菊花與糯米、酒麴釀製而成，古稱「長壽酒」。其味清涼甜美，有養肝、明目、健腦、延緩衰老等功效。

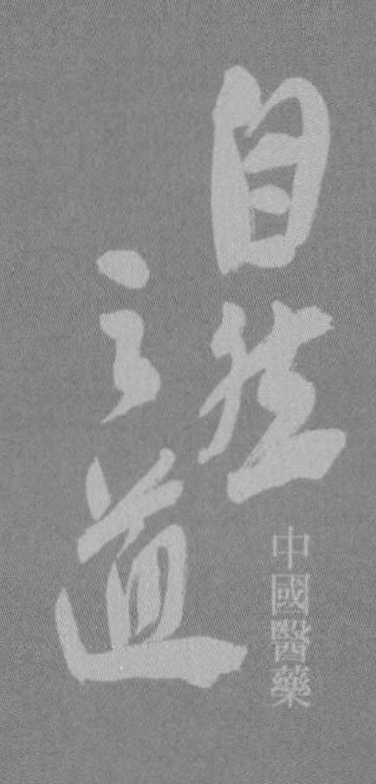

5

妙手回春的名醫

起死回生的扁鵲

扁鵲是中國第一位在史書上有詳細記載的醫學家。（圖5-1）

扁鵲學醫經歷十分神奇。據司馬遷《史記》記載，他年少時做客舍的主管，有個叫長桑君的客人經常來，扁鵲認爲他很奇特，總是非常恭敬地接待他，長桑君也認爲扁鵲非同一般。兩人交往了十多年，忽然有一天長桑君避開衆人叫來扁鵲，悄悄地對他說：「我已年邁，有秘藏之藥，想傳授給你，你千萬不要洩露給外人。」扁鵲說：「好吧！」看扁鵲應允了，長桑君就拿出懷中秘藏之藥給了他，囑咐說要用「上池之水」，也

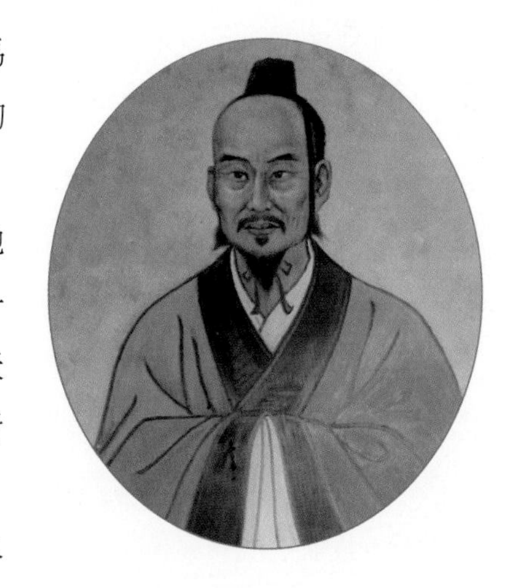

圖5-1 扁鵲像（謝炎午/攝）

扁鵲，姓秦，名越人，春秋戰國時名醫，尊稱扁鵲。精於內、外、婦、兒、五官等科，應用砭刺、針灸、按摩、湯液、熱熨等方法治療疾病，被尊爲醫祖。

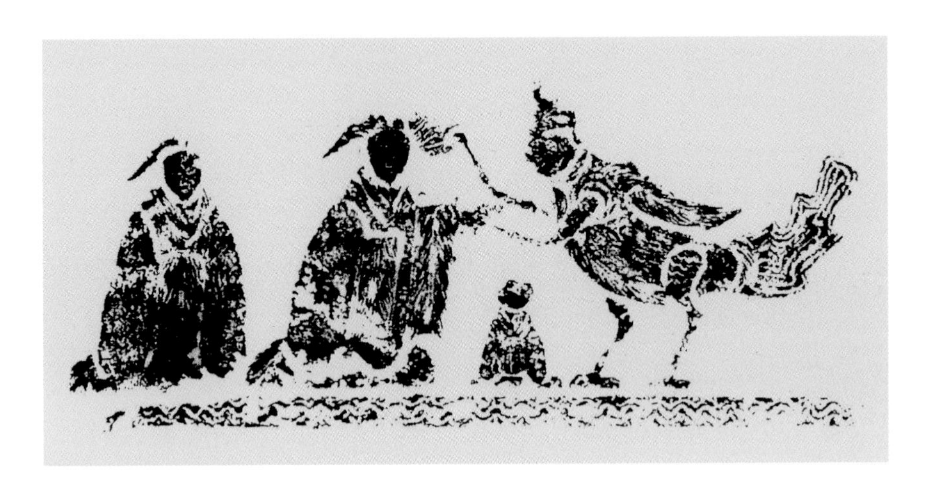

圖5-2 《扁鵲行針圖》，漢代畫像石，山東微山出土

圖爲人首鳥身的神醫扁鵲爲病人針刺治療的場景。

就是從天上降下來但還沒落到地上的水，像露水、霜雪及竹木上的水之類，把藥送服下去，三十天過後就能看到別人看不到的東西了。長桑君把自己的秘方給了扁鵲之後，一下子不見了。扁鵲猜測，他恐怕不是常人而是神仙吧？於是扁鵲按照長桑君說的方法吃了藥，三十天過去了，竟能隔牆視物，清楚地看到矮牆另一邊的人。扁鵲用這種本領，完全能清楚地看到病人五臟疾病所在，而脈象診察只不過是名義罷了。（圖5-2）

一次，扁鵲來到虢國，看到那裏的百姓在舉行祈福消災的儀式，就問是誰病了。一位喜歡方藥的官員（中庶子）說，太子突然昏厥而死，死了不到半日。扁鵲問明了詳細情況，說：「我是渤海的秦越人，聽說太子不幸死去，我能使他死而復生。」中庶子根本不相信，說：「先生您該不會是騙我吧？我聽說上古的時候有個神醫叫俞跗，治病不用湯藥酒劑、針刺導引、按摩熱敷等一般方法，而是一經診察就能看出疾病所在，然後再按照五臟的穴位割開病人的皮膚肌肉，疏通筋脈，按壓腦髓，持取膏肓，梳理膈膜，洗滌腸胃。您醫術要是能如此，太子就有可能救活；沒有這樣治病的本領卻想救活太子，恐怕連剛會笑的小孩你也騙不了吧。」扁鵲聽了之後仰天歎息說：「你這是從狹小的管子裏看天，從縫隙裏看圖案，所見太狹隘了。」於是詳細告訴他虢太子患的只是一種突然昏倒不省人事的屍厥症，好的醫生能治，庸醫就會認爲很危險。

中庶子把扁鵲的話告訴了虢君，虢君就把太子託付給扁鵲。扁鵲親自察看診治，讓弟子磨研石針，刺百會穴；又做了藥力能進入體內五分深的熨藥，再用八減方（藥名）的藥混合使用之後，太子竟然一下子坐了起來，和常人無異。扁鵲繼續調補他的陰陽，兩天以後，太子完全恢復了健康。從此以後，天下人都傳言扁鵲能「起死回生」，但扁鵲卻否認說：「我不能救活死人，只不過是把不當死去的病人治癒罷了。」

也許有人會說扁鵲「起死回生」是傳說，不可當眞。但是只要考察一下中醫最早的理論著作《黃帝內經・素問》就可知道，其所記載的屍厥病的症狀和虢太子的情況十分相似，所以扁鵲「起死回生」應是確有其事。而《鶡冠子・世賢》篇中一段有趣的對話則道出了扁鵲「名聞於天下」的另一個原因。

一天，魏文王問扁鵲：「你們家兄弟三人，都精於醫術，到底哪一位最好呢？」扁鵲答：「我的大哥醫術最好，二哥次之，我最差。」文王再問：「爲什麼這樣說呢？」扁鵲答道：「我大哥治病，是在病未發作之前看病人的神氣，在病情發作前就已去除了它。一般人因爲不知道他能事先剷除病因，所以覺得治療沒什麼明顯的效果，他的名氣也就無法傳出，只有我們家人才了解。我二哥治病，是治病於病情初起的時候，看上去就像他只能治療輕微的小病，所以他的名氣只在我們鄉里流傳。而我扁鵲治病，是在病情已經嚴重的時候治療。常人看到我在經脈上刺針，在皮膚上敷藥，用麻藥讓人昏迷，做的都是些不可思議的大手術，自然以爲我的醫

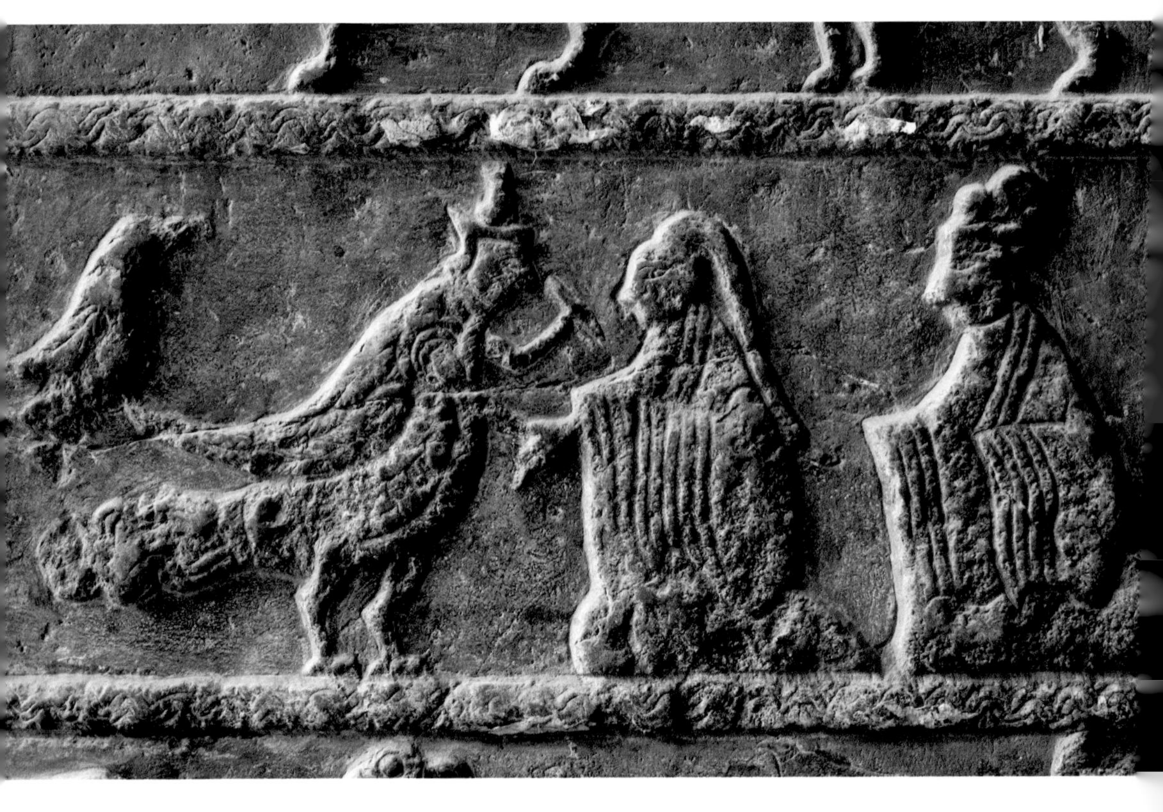

圖5-3　扁鵲療傷畫像石（局部），山東曲阜孔廟（磊鳴/攝）

術高明，因此名氣響遍全國，遠遠大於我的兩位哥哥。」文王感歎道：「你說得好極了！」這段對話通過兄弟三人醫術高低的比較，說明了在疾病不同階段治療會有不同效果。扁鵲對醫術的認識和謙虛謹慎的態度，告訴我們防病於未然的重要性。（圖5-3）

扁鵲還提出了「六不治」的理論，即：驕傲放縱，重視錢財輕視生命，衣服飲食不能根據病情加以調適，陰陽不和臟氣不定，身體瘦弱不堪藥力和相信巫神而不相信醫生，只要有這六種情況中的任意一種，病就很難治好。假如能在疾病處於隱匿未發作的階段就讓高明的醫生進行治療，那麼不僅病能治好，還可長保身體安康。

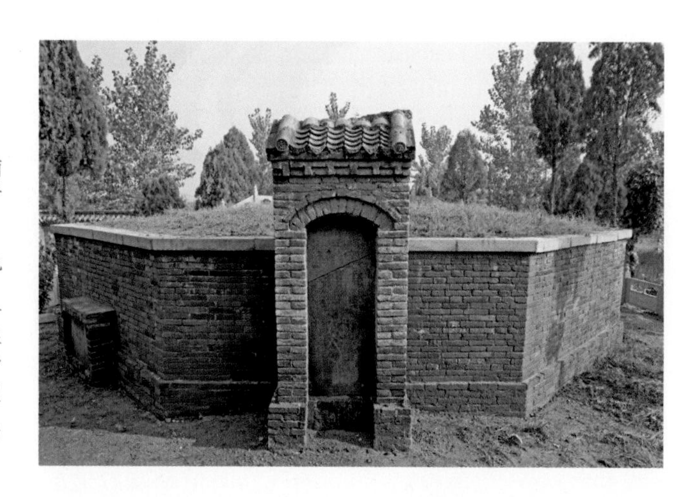

圖5-4　扁鵲墓，河南湯陰縣伏道村（王子瑞/攝）

據《湯陰縣誌》記載，扁鵲墓廟周圍，有艾園數十畝，奇香異常，能醫多種疾病，被明代列爲貢品之一。如今，有關扁鵲墓旁的艾草能治百病等傳說仍在民間廣爲流傳。

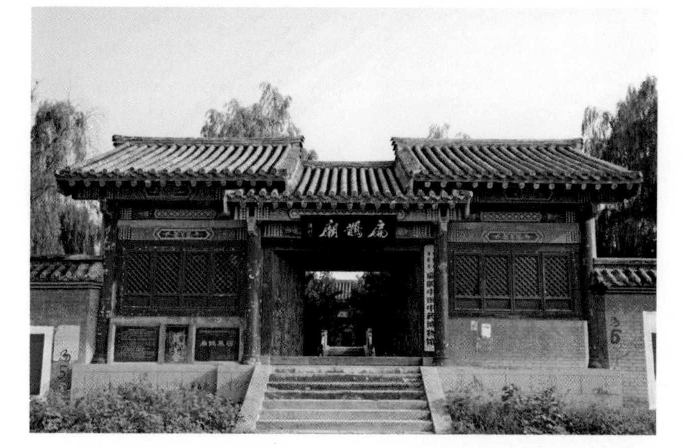

圖5-5　扁鵲廟，河南湯陰縣伏道村（王子瑞/攝）

圖爲河南湯陰縣伏道村的扁鵲廟。相傳扁鵲遇刺被害死於此處，當地百姓遂在當地埋葬了扁鵲，並爲其建塚立廟。

扁鵲的名聲傳遍天下還有一個原因就是他熱愛百姓，會根據各地不同的習俗行醫。他到了趙國邯鄲，看到那裏的人尊重婦女，就做婦科醫生。來到洛陽，看到這裏的人們敬重老人，就做耳科、眼科、痹症的醫生，因爲老年人常患這些病。來到咸陽，聽說秦國人特別喜歡小孩，就做了兒科醫生。作爲一名能夠「起死回生」的名醫，扁鵲這種入鄉隨俗、急民所需的行爲眞是難能可貴啊。（圖5-4）（圖5-5）

著名史學家司馬遷說過：「女無美惡，居宮見妒；士無賢不肖，入朝見疑。」秦國的太醫令李醯自知醫術不如扁鵲，就派人刺殺了扁鵲。扁鵲正是因爲他高超的醫術遭人嫉妒，最終被害而死。

扁鵲一生沒有留下什麼著作，《漢書·藝文志》中載有《扁鵲內經》九卷、《扁鵲外經》十二卷等，大多是託名扁鵲的著作，但是關於他起死回生的醫案故事卻流傳至今。

扁鵲一生四海行醫，足跡遍佈大半個中國。因此，今天很多地方都有扁鵲墓：在河南湯陰縣東南十五里，有土崗名叫伏道崗，相傳扁鵲在這被刺殺，至今尙有扁鵲墓和元、明、清等時期的碑刻；在山西省永濟縣清華鎭也有扁鵲祠和墓，墓前有石羊和宋、明年間的石碑；在陝西臨潼縣東北三十里南陳村也有扁鵲墓；而在河北邢台內丘縣境內的扁鵲廟，是中國最早、最大、最著名的紀念扁鵲的古建築，歷代帝王官宦、文人騷客常常到此觀光覽勝，朝山祭聖，爲這裏留下了許多紀念扁鵲的珍貴詩碣、碑刻、石刻等文物古跡。（圖5-6）

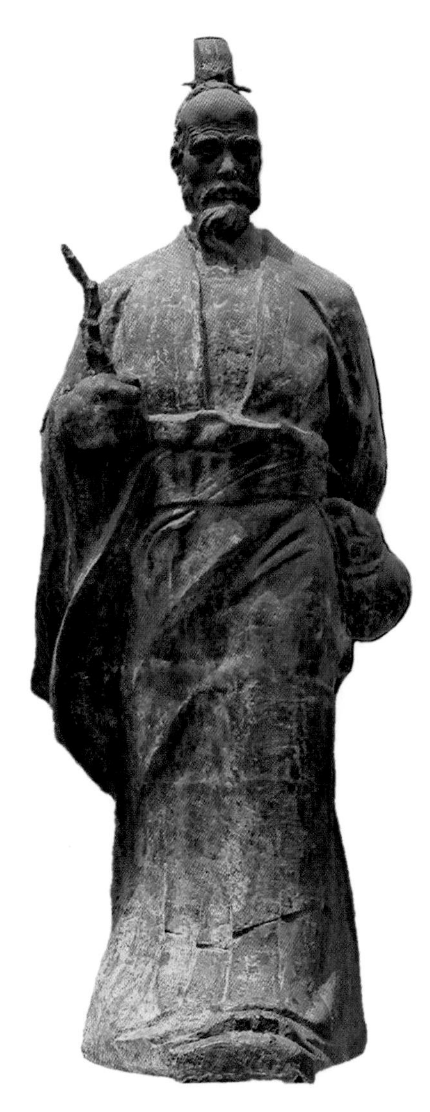

圖5-6　扁鵲銅像，河南湯陰縣伏道村（謝炎午/攝）

蒼生大醫孫思邈

陝西耀州有一座藥王山。藥王山因其音清澈悅耳，唐天寶年間更名「磬玉山」。又因其由頂平如台的五峰環拱組成，後又叫五台山。唐代醫學家孫思邈曾長期隱居於此，因民間尊奉孫思邈爲「藥王」，此山遂得「藥王山」之名。

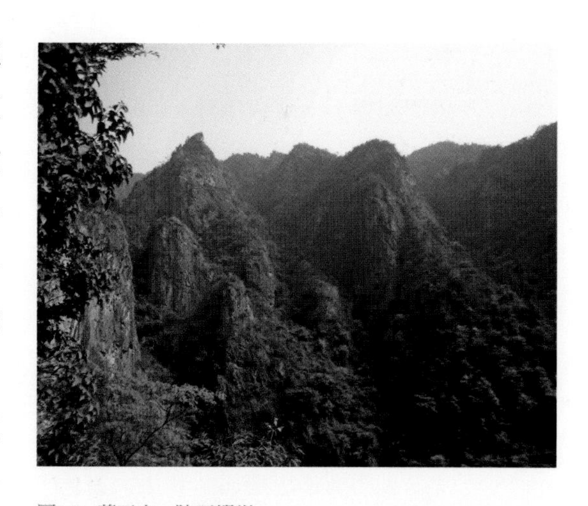

圖5-7 藥王山，陝西耀州

藥王山高八百多公尺，林木蔥鬱，寂寥清幽；山上洞壑幽邃，曲徑盤繞；蒼松翠柏掩映之間，佛寺道觀，殿宇軒昂。彩柱雕梁的壯闊山門之外，有藥王孫思邈巨型漢白玉雕像肅立，進了山門，轉過一個山彎，遠遠就看見北山崖壁上五個行書大字：中國藥王山。爲紀念孫思邈，後人在此修廟、建殿、塑像、立碑，藥王山遂成爲著名的醫宗聖地。（圖

5-7）

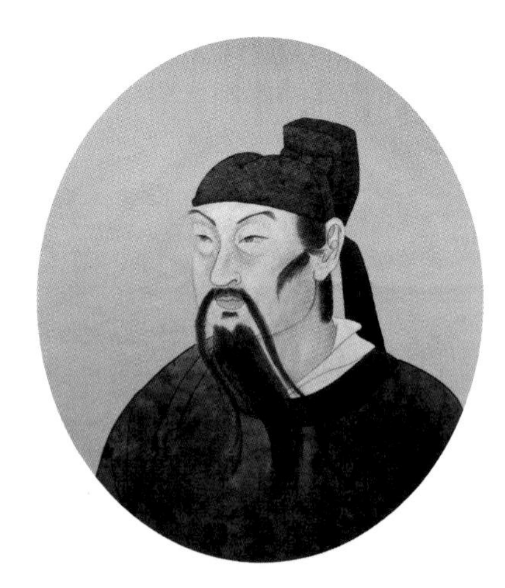

圖5-8 孫思邈像，中國阿膠博物館（俄國慶/攝）

孫思邈是一位長壽的醫學家，經歷了隋唐兩個朝代，活了一百多歲。據《舊唐書·孫思邈傳》記載，他少年時，聰明絕頂，過目成誦，（北）周洛州總管獨孤信（北魏、西魏、北周時著名將領）見到他，非常驚奇，認爲他是「聖童」。後來孫思邈染上了風冷之疾，經常找醫生看病，湯藥的花費，耗盡了家裏的財產，所以他在青衿的求學時代，就很崇尚醫學典籍，立下了學醫濟世的志向，並堅持這個理想，一直到白首。（圖5-8）

孫思邈一生曾有三次被天子徵召的經歷。第一次是隋文帝輔政，以國子博士徵召，他沒有接受。太宗初年，又召他去京師，此時他雖已年老，但是聽視聰瞭，唐太宗慨歎說：「眞是有道者！」想授官給他，他又一次拒絕了。到了唐高宗李治顯慶年間，再次召見他，授他諫議大夫官職，他還是堅決推辭。這在別人看來是人生最大的榮耀，是千載難逢的喜事，他卻坦然處之，始終隱居在民間。

人們稱孫思邈爲「蒼生大醫」，不僅僅是因爲民間流傳下來的那些生動有趣的醫案故事，更源於他對「醫」深刻的認識與理解。孫思邈對於疾病有著非常積極的態度。「唐初四傑」之一的大詩人盧照鄰曾患久治不愈的風痹之症，就去請教孫思邈：「高醫愈疾奈何？」孫思邈回答說，自然界有春夏秋冬四季與金木水火土五行，以及寒暑的交替變化。陰陽和而爲雨，不合爲風，凝結爲霜爲雪，張弛爲霓爲虹，這是自然界的正常規律；

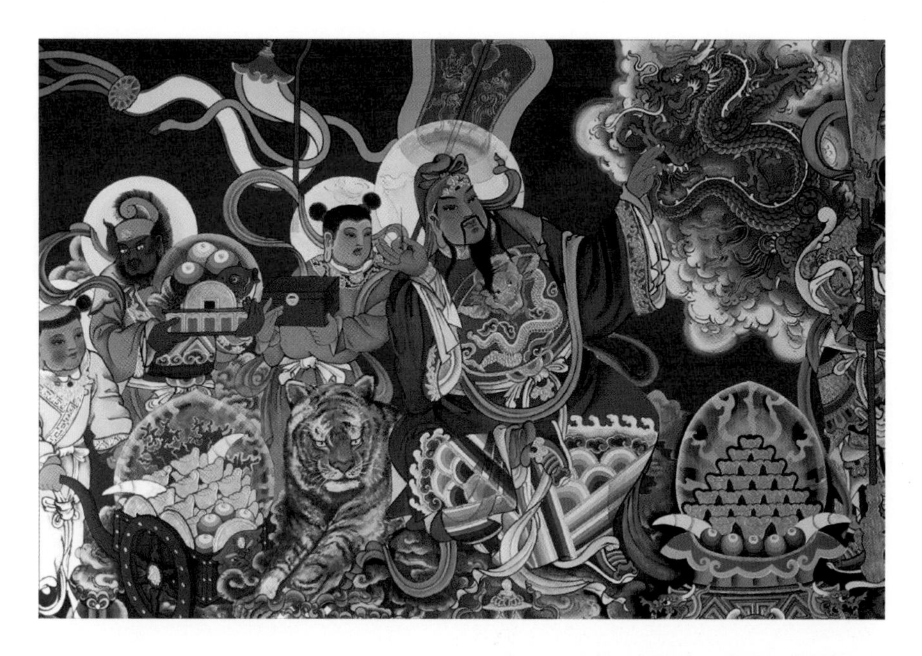

圖5-9　《藥王孫思邈》，壁畫，梁荔葉及其弟子描繪，河南洛陽市關林鎮（聶鳴/攝）

圖中藥王孫思邈坐在猛虎脊背之上，左手伸開處是一條盤龍，是爲「龍虎護法」。

人有四肢五臟，一醒一睡，呼吸往來，流注爲榮衛之氣，表現爲不同氣色，發出各種聲音，這是人的正常規律。陽用其形，陰用其精，天人所同也。陽氣通過事物的具體形狀發揮作用，陰氣通過事物的精微物質發揮作用，這是自然界與人相同的；失去規律就會出現如陽氣亢盛、陰氣閉塞；氣血凝結出現瘤贅，氣血下陷產生癰疽；氣亂而喘咳困乏，血枯而形色憔悴，表現在面容上，發作於形體中。天地也是如此：五星進退失常，彗星飛流天空，這是自然界出現的危急病情；寒暑交替不按時節，是自然界的陽氣亢盛、陰氣閉塞；石塊林立，土坡湧起是自然界的瘤贅；大山崩裂，土地塌陷，是自然界出現的癰疽，急風暴雨使它急促地喘息困乏，河流枯涸使它憔悴枯槁。（圖5-9）

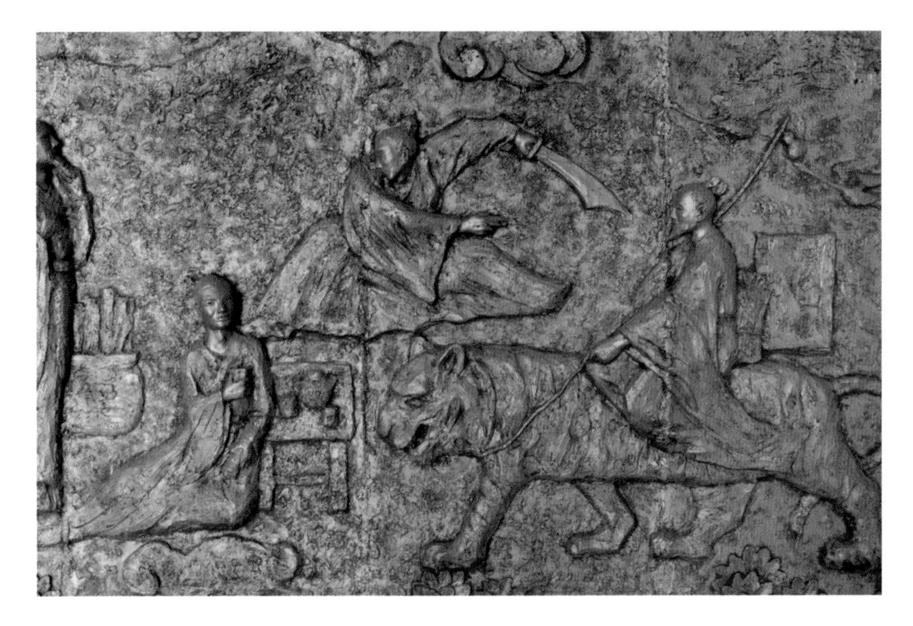

圖5-10　「藥王孫思邈騎虎行醫」故事浮雕，河南濟源市博物館（聶鳴/攝）

這一段精彩的回答，緊緊把握中醫的整體觀，以天理喻人身，形象生動地說明人體產生疾病的原因。指出人體出現種種病變，就和自然界出現種種災害一樣，沒有什麼可大驚小怪的。孫思邈還以治國喻治病，提出了「高醫導以藥石，救以砭劑；聖人和以至德，輔以人事，故體有可愈之疾，天有可振之災」的明確理念。正是在這種唯物辯證的思想指導下，他才能不斷鑽研醫術、不斷實踐，以自己精湛的醫術治癒病人。（圖5-10）

他提出作爲醫生要「心小、膽大、行方、智圓」。所謂「心小」就是對待疾病要像「如臨深淵，如履薄冰」一樣謹慎；所謂「膽大」就是治起病來要像「赳赳武夫，公侯干城（禦敵的依靠）」那樣果斷勇敢；所謂「行方」就是行爲端正不違禮義；所謂「智圓」就是發現疾病的細微徵兆，立即行動，絕不拖延。他還圍繞醫生的品德，作了精闢詳細的闡述，就是技術要「精」，品德要「誠」。要做到技術精，就必須「博極醫源精勤不倦」——深入廣泛研究醫學原理，好學不倦。要做到品德誠，就要「普同一等，皆如至親之想」——對待病人要一視同仁；對「患瘡痍、下痢、臭穢不可瞻視」的病人，「不得起一念蒂芥之心」——不能嫌棄病人；要「詳察形候，纖毫勿失，處判針藥，無得參差」——治病要嚴謹認眞，診斷精確，藥方準確，一絲一毫不得馬虎；還要做到不「道說是非，議論人物，炫耀名聲，訾毀諸醫，自矜己德」——謙虛謹愼，尊重同行，不貶低別人，抬高自己；做到「人不得持己所長，專心經略財物」——不可憑藉自己一技之長，謀求病人的錢財等等。他把這些要求全部寫在自己的著作《備急千金要方》當中。孫思邈對醫生提出的這些要求已經涉及我們今天有關醫生的素養、道德準則、職業規範的各個方面。可以說孫思邈是醫學倫理學的奠基者和創始者。（圖5-11）

著名劇作家田漢曾在藥王山留下詩一首：「岩上宮牆下戲場，山南山北柏枝香。千金方使萬人活，簫鼓年年拜藥王。」不僅表達了人民對這位蒼生大醫的熱愛與敬仰，也說明了稱他爲「蒼生大醫」的原因。

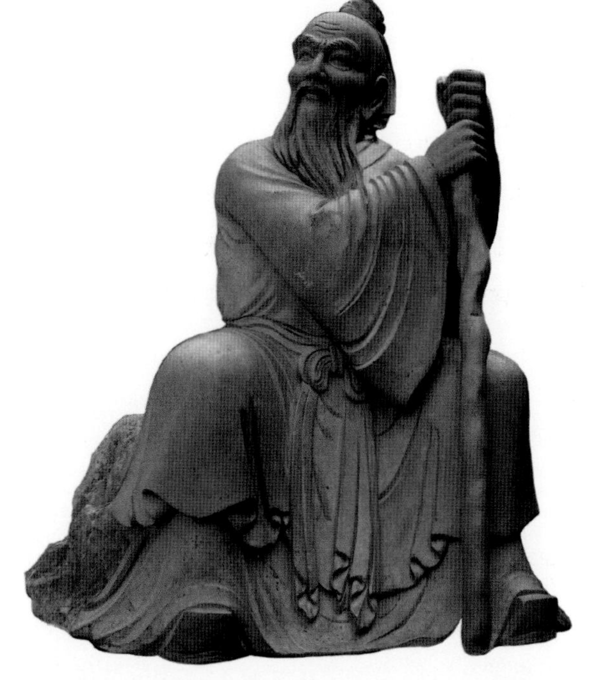

圖5-11　藥王孫思邈塑像，河南修武縣雲台山茱萸峰（尤亞輝/攝）

徐大椿甘願抵命

清朝民間流行一種叫「道情」的說唱藝術形式，由於語言通俗淺白，說唱朗朗上口，很受歡迎。下面就是一首關於行醫的道情：

「歎無聊，便學醫。唉！人命關天，此事難知。救人心，做不得謀生計。不讀方書半卷，只記藥味幾枚。無論臌膈風勞，傷寒瘧痢，一般的望聞問切，說是談非。要入世投機，只打聽近日行醫。相得是何方何味，試一試偶爾得效，倒覺稀奇。試得不靈，更弄得無主意。若還死了，只說道藥不錯，病難醫。絕多少單男獨女，送多少高年父母，折多少壯歲夫妻。不但分毫無罪，還要藥本酬儀。問你居心何忍！王法雖不及，天理實難欺！若果有救世眞心，還望你讀書明理。做不來，寧可改業營生，免得陰誅冥擊！」

這是清朝一代名醫徐大椿（1693—1772）寫的「道情」。全篇圍繞作爲一個醫生應具備怎樣的道德品質展開，矛頭直指那些不學無術，輕忽生命與健康，甚至以病試藥的庸醫。從道德的層面上抨擊了他們「絕多少單男獨女，送多少高年父母，折多少壯歲夫妻」的罪行，告訴我們「救人

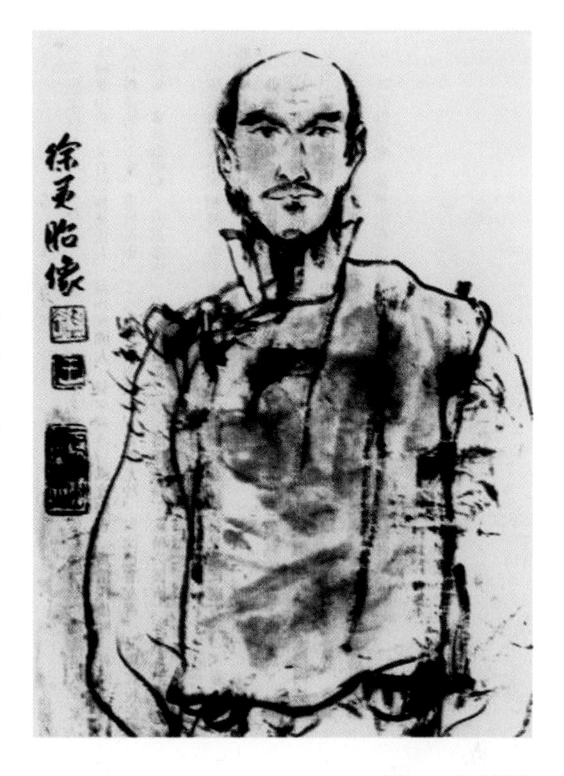

圖5-12 徐大椿像

心，做不得謀生計」，從而說明醫生這一職業的高尚與神聖。由這首道情我們不難想像出作者是怎樣一位醫生。（圖5-12）

相傳徐大椿相貌非凡，修長的身材，寬闊的腦門，音聲洪亮如鐘，晚年白鬚飄逸，一看便知是一個奇異的人。他隱居在洄溪家中，矮屋百椽。屋前有畫眉泉，小橋流水，松竹茂盛。登樓則太湖奇峰鱗羅布列，就像兒孫們圍繞侍奉著一樣。徐大椿遨遊其間，遠遠望去就像仙人在天邊。

據清代文學家袁枚先生寫的《徐靈胎先生傳》，徐大椿是江蘇吳江人，字靈胎，晚年自號洄溪老人。他生有異稟，聰穎過人，凡天文、地理、算數、音律，以至舞刀弄槍、用兵佈陣，沒有不廣泛研究的，尤其精於醫學。他曾寫過一篇《用藥如用兵論》，文中以用兵之法喻治病之法，說得詳盡而生動。因此，對於徐大椿的醫術，袁枚是這樣評述的：「每視人疾，穿穴膏肓，能呼肺腑與之作語。其用藥也，神施鬼設，斬關奪隘，如周亞夫之軍從天而下。諸岐黃家目瞠心駭，帖帖折服，而卒莫測其所以然。」這段話通過兩個比喻道出了徐大椿醫技之精妙，一是看病時猶如和

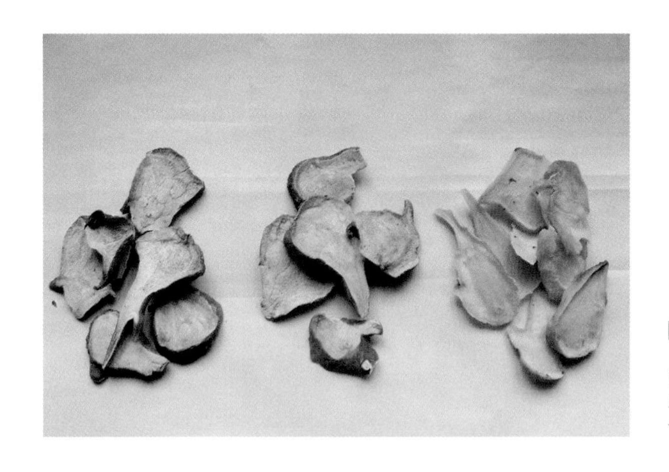

圖5-13 附子

附子，毛茛科植物黃花烏頭的塊根。性溫，味辛、甘，有毒。

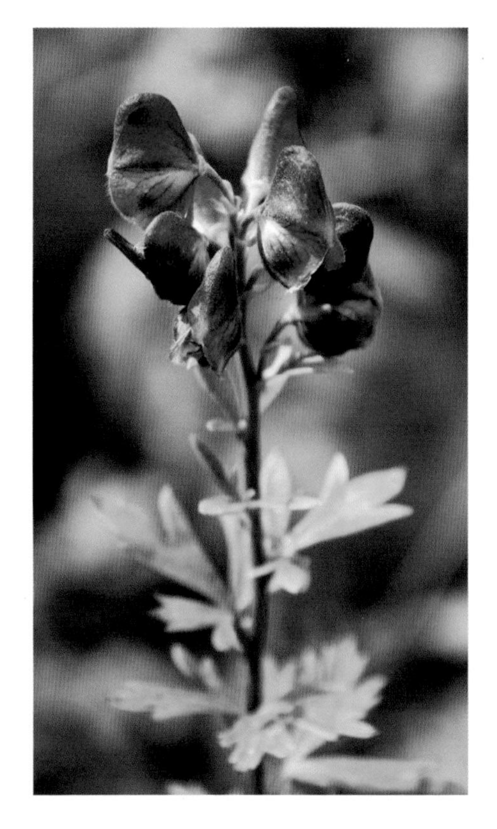

圖5-14 附子，雲南昆明植物園（楊興斌/攝）

肺腑直接對話一樣，對辨證的把握準確無誤；一是用藥像漢代名將周亞夫用兵那樣，神出鬼沒，所向披靡，所以能藥到病除。難怪與他同時期的醫生雖對此瞠目結舌，佩服得五體投地，卻始終不知其原因。

在《洄溪醫案》中還有這樣一個故事：

毛履和的兒子毛介堂在酷暑之天，汗出不止，脈象微弱，四肢冰冷，面紅氣短。由於有出汗、面紅的症狀，又是暑熱天，別的醫生都認爲是熱症，多用寒涼藥物治療。徐大椿看後卻說：「這病馬上就要亡陽，立即給

圖5-15　石膏（許旭芒/攝）

石膏別名白虎，性寒，味辛，與知母、粳米、炙甘草一起可熬製《傷寒論》中的「白虎湯」。

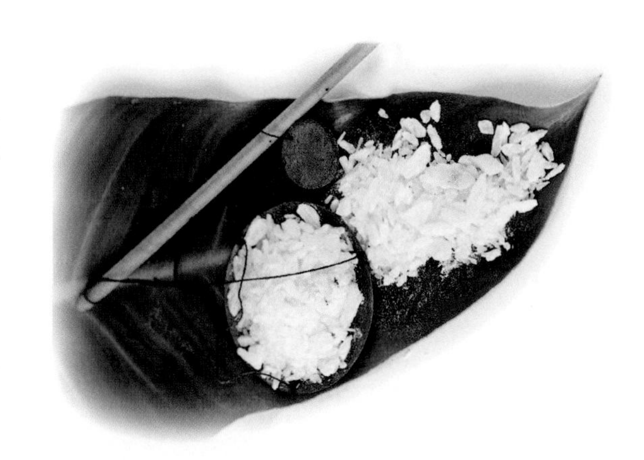

他喝『人參附子湯』來挽救體內陽氣。」因為人參附子湯是熱藥且藥性很猛，徐大椿的治法與其他醫生截然相左，毛介堂的父親面呈難色，不知是否應該聽他的話。徐大椿斬釘截鐵地說：「因為我們是好友，所以不忍心坐視你兒子死去，人哪有不自信而拿病人做嘗試的道理！治錯了我甘願以死償命。」正是這「以死抵命」的自信，才使病人喝了徐大椿開的湯藥。結果一服藥下去病人汗出停止，體溫恢復，安然入睡，再調換藥方，不到十天病即痊癒了。從這個故事中我們可以看出徐大椿「穿穴膏肓，能呼肺腑與之作語」的高超醫技，他「斬關奪隘，如周亞夫之軍從天而下」之自信果敢以及「甘願抵命」的負責態度。（圖5-13）（圖5-14）

在袁枚的筆下還有這樣一段故事：蘆墟迮（zé）耕石病臥床上六天不吃不語，但目光炯炯有神，向前直視。徐大椿看了說：「這是陰陽相搏之症啊。」先用了一劑藥，一會兒，迮耕石雙目能閉，也能言語了。再用湯藥，他竟一躍而起，病症全無。他回憶說：「我病危的時候，看見紅黑兩個人纏繞我作祟，忽然黑人被雷霆震死。一會兒，紅人又被白虎銜走，這是什麼徵兆啊？」徐大椿笑著說：「雷震就是我開出的湯藥附子霹靂散，白虎就是我投用的天生白虎湯啊！」這個記載借用夢境，以雷震、白虎為喻，點出當時徐大椿所用的藥物，反映了他神奇的醫術。（圖5-15）

徐大椿一生最令人驚歎羨慕的是「兩蒙聖天子蒲輪之徵，巡撫司道到門速駕」，即皇帝曾兩次派出專車徵召他入京。第一次是在他將近六十歲時，文華殿大學士蔣文恪患了重病，皇帝在國內遍求名醫，大司寇秦蕙田第一個推薦的就是徐大椿。來到京城以後，徐大椿看了蔣文恪的病，如實向皇帝奏明病已經不能醫治。這種實事求是的態度和誠實的品質讓聖上十分讚賞，就想留他在京城效力，但徐大椿堅決請求回歸田里。第二次是二十年之後，因皇帝寵幸的宦官有病，聖上再次召他到京城看病。當時徐大椿已經七十九歲高齡，自感年老體衰，未必能活著返回故鄉，就叫他的兒子載著棺材和他同往京師，結果到了京城三天就去世了。這令聖上十分感歎惋惜，於是賜予金銀，命他的兒子扶著棺材返回故里。

徐大椿一生著述頗豐，爲我們留下了《難經經釋》、《傷寒論類方》《醫學源流論》、《醫貫砭》、《神農本草經百種錄》、《慎疾芻言》、《蘭台軌範》等多部著作。今天，人們在盛讚他時不僅僅是稱道他的醫術，更認爲他品德高尚，是「據於德而後遊於藝者」，所以治起病來「得心應手」。

勇於創新的劉完素

《四庫全書總目提要》說：「儒之門戶分於宋，醫之門戶分於金元。」中國醫學發展經過了盛唐的輝煌和宋代的普及之後，金元時期，第一次形成了醫學流派百家爭鳴、百花齊放的局面，而「金元四大家」的劉完素、張從正、李杲、朱震亨是當時最具代表性的醫家，並各自創立了學派。其中劉完素名冠於四大醫家之首，也是中醫寒涼學派的創始人。（圖5-16）（圖5-17）

劉完素，字守眞，號河間居士。約生於宋大觀四年（1110），卒於金承安五年（1200），是金代河間人，所以後人尊敬地稱他爲「劉河間」。他幼年時家境貧寒，三歲時全家遷居河北省河間縣。其母患病，因家貧，三次請醫均不至，最後其母因延誤治療而亡，劉完素自此立志習醫。

劉完素酷愛醫書，卻「千經百論，往往過目無所取」，認爲大多數醫書都是些不高明的理論。唯獨對《素問》一書「朝勤夕思，手不釋卷，三五年間，廢寢忘食」。爲了讀懂其中深刻的道理，他常常澄神安坐，精

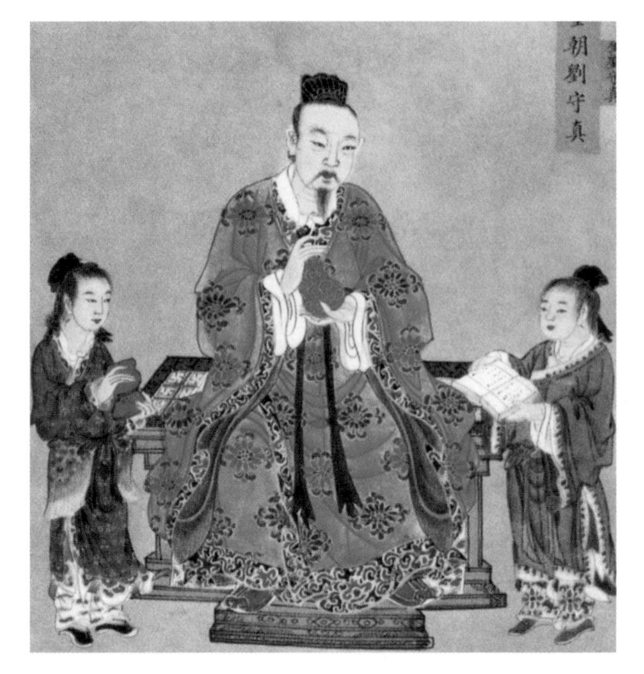

圖5-16 劉完素像

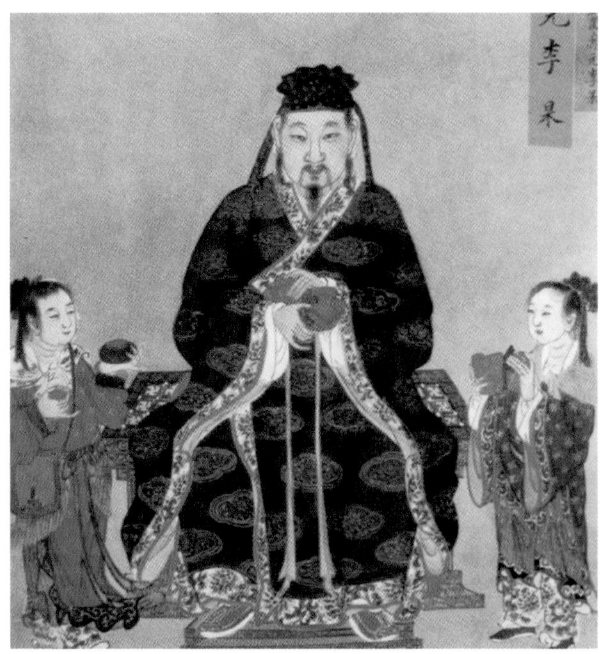

圖5-17 李杲像

李杲（1180—1251），「金元四大家」之一，「脾胃學說」創始人，代表作有《內外傷辨惑論》《脾胃論》和《蘭室秘藏》等。

研深思。一日，寤寐之間恍惚進來兩個道人，送給他一小盞美酒，奇怪的是總飲總有。當他驚醒過來時，猶覺面赤酒香，但並無道人。此後醫經中的疑難他一讀就懂，而《素問》也成爲劉完素一生主要研究的著作和學術的指南。那壺總飲總有的酒，也許就象徵著《素問》中有取之不盡、用之

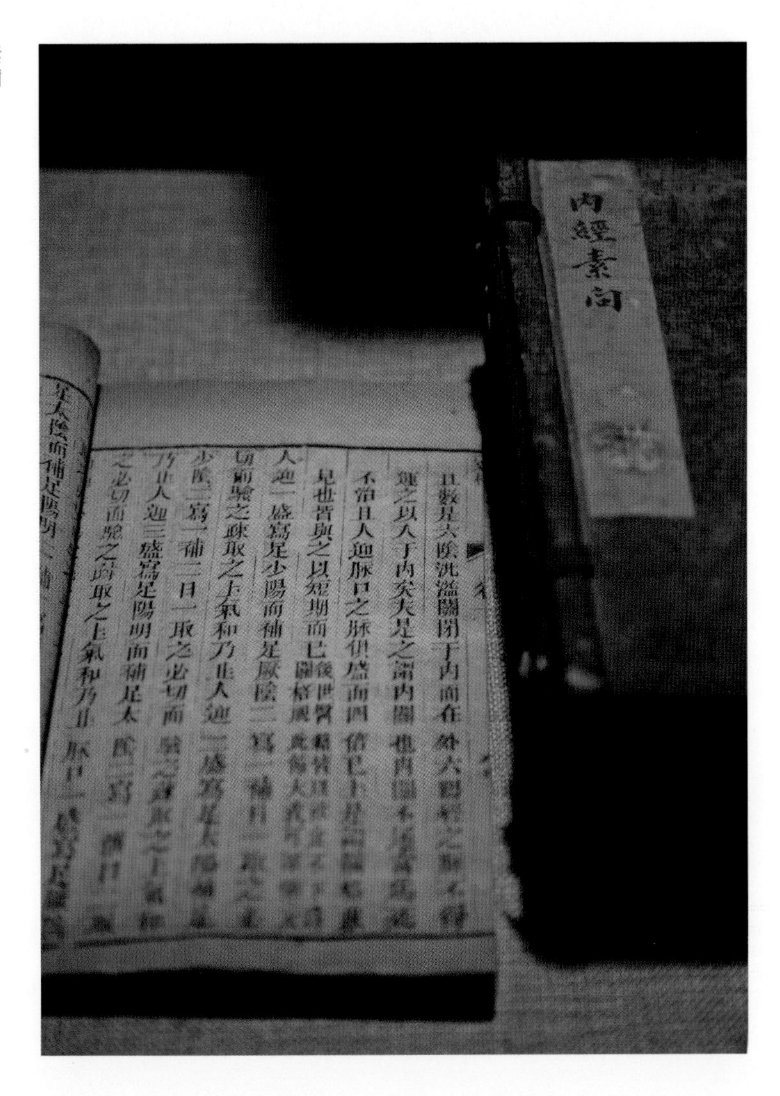

圖5-18 《黃帝內經・素問》，書影，北京孔廟國子監內的孔子文化展

不竭的精妙理論吧！（圖5-18）

劉完素生活的河間地區，當時正是金人進攻中原的主要戰場之一，天災肆虐，疫病橫生。可是人們卻常常沿襲宋時用藥的習慣，仍用《太平惠民和劑局方》（下稱《局方》）中的藥物治病，正可謂「官府守之以爲法，醫門傳之以爲業，病者持之以立命，世人習之以爲俗」，醫家很少自己辨證處方，常常不辨寒熱虛實便投以《局方》。然而《局方》之中用藥多偏溫燥，熱病若再用《局方》之藥治療，結果是誤治連連，療效適得其反。

這時唯有劉完素勇於創新，提出「火熱論」的觀點。他在認眞研究《素問》中關於「熱病」的論述後，把《素問》中關於火熱病致病原因的內容摘選出來，加以闡釋，這就是著名的《病機十九條》。他總結出「六氣皆從火化」的觀點，認爲「風、寒、暑、濕、燥、火」六氣都可以化生火熱病邪，治病必須先明此理，才能處方用藥。他結合北方環境氣候特點及民衆飲食醇厚、體質強悍的特性，提出了使用寒涼的藥物來治療當時橫行肆虐的傳染性熱病，主寒涼攻邪，取得了很好的療效。他自己創製的涼隔散、防風通聖散、天水散、雙解散等，都是效驗頗佳的著名方劑，至今仍被廣泛應用。因爲他一反當時流行的用藥溫燥的習慣，使用「寒涼」的用藥方法治好了許多病人，所以人們稱他「寒涼派」。（圖5-19）（圖5-20）

劉完素醫術高明，門前求醫者車水馬龍。一次，他在路上見到一家人正在發喪，得知是產婦難產致死，可他見到棺中有鮮血淌出，說明人還沒有死，他便令人放下棺材，馬上開棺診治。他在產婦的湧泉穴等穴位扎了幾針，婦人竟然甦醒了，再針合谷、至陰等穴，胎兒竟然順利產下，病人家屬看他就宛如見到神仙下凡。

劉完素爲人謙謹，能虛心聽取意見。據《金史》記載，劉完素曾患傷寒八日，頭痛脈緊，呃逆不食，不知應該怎樣去治。這時張元素來給他看病，他卻面壁不看。張元素說：「何見待之卑如此哉！（你爲什麼這樣看

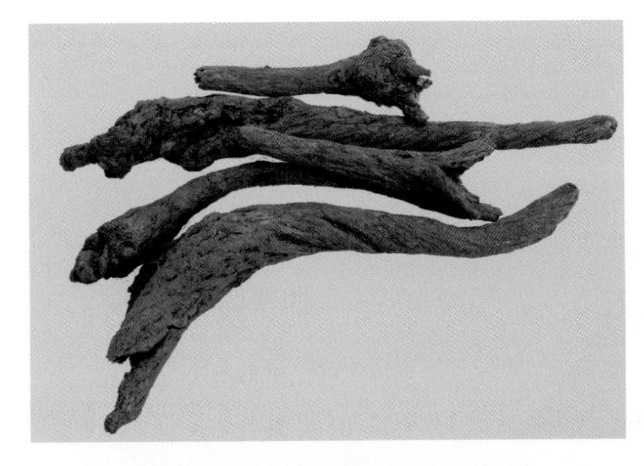

圖5-19　黃芩（許旭芒/攝）

藥材黃芩爲唇形科植物黃芩的根莖，性寒，味苦，有清熱、涼血、解毒等功效。

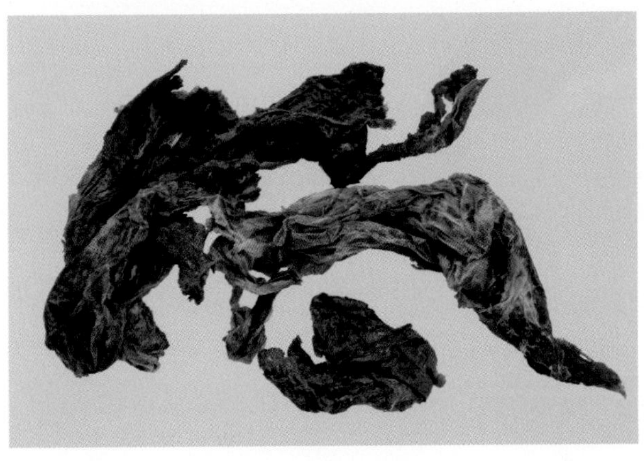

圖5-20　昆布（許旭芒/攝）

昆布爲藻類植物翅藻科昆布的藻體，性寒，味鹹，具有軟堅散結、消腫利水、潤下消痰等功效。

不起我呢！）」執意立刻爲他診脈，說：「從脈象上看你是某某病。」劉完素說：「是這樣。」又問：「當初是否服用了某方，且其中用了某一味藥？」劉完素說：「對。」張元素說：「你錯了。這味藥性寒，下降走太陰，陽亡汗不能出。現在脈象如此，應當服用某藥就有效了。」劉完素被他折服，立刻按照張元素說的去做，結果病就痊癒了。

中醫理論能夠不斷向前發展，正是因爲有一批又一批像劉完素這樣的醫生在實踐中不斷總結經驗，在繼承中勇於創新，才使這一古老的醫術不斷煥發青春，傳承至今。

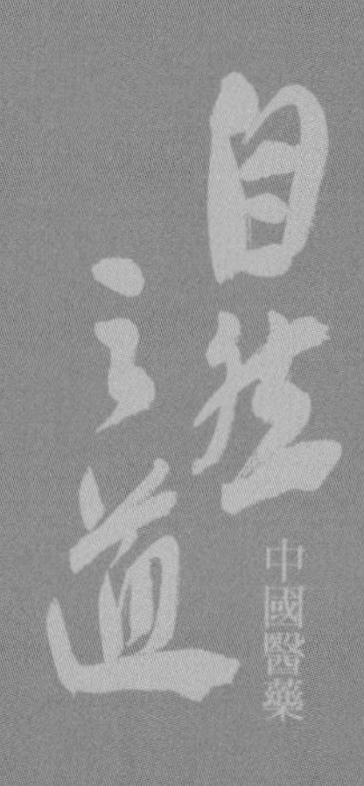

6

養生的寶典

藥補不如食補

俗話說：「藥補不如食補。」中醫也認爲「藥食同源」。在中藥裏，許多天然動植物藥，既可以作爲人類飲食，又同時兼有治病的作用，兩者之間並無絕對的界限。像我們日常生活中吃的粳米、赤小豆、龍眼肉、山楂、烏梅、核桃、杏仁、花椒、小茴香、南瓜子、蜂蜜等等，都是藥食兩用，既是營養豐

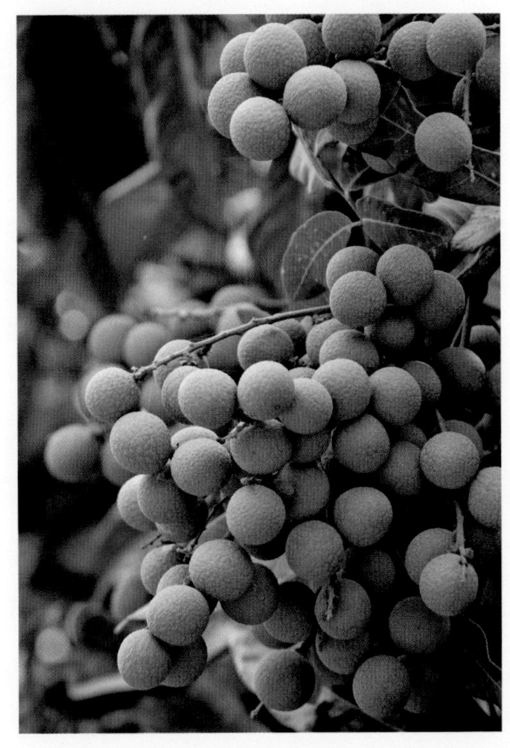

圖6-1　龍眼（楊興斌/攝）

龍眼又稱桂圓，明李時珍曾有「資益以龍眼爲良」的評價，龍眼營養豐富，果肉除鮮食外，還可烘乾製罐頭或加工成龍眼膏。

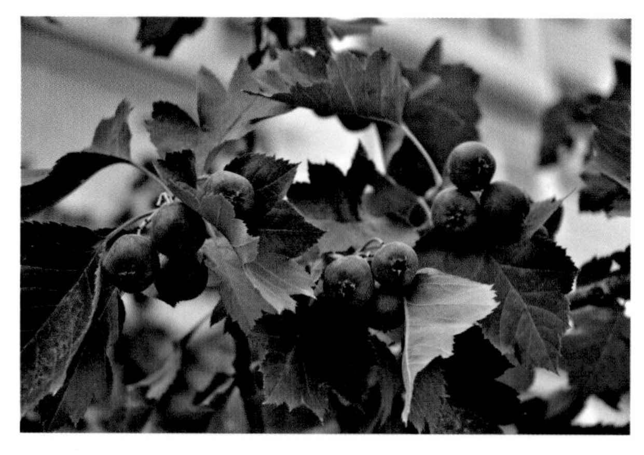

圖6-2 山楂（楊生/攝）

山楂別名山裏果、山裏紅、紅果等，性溫，味酸、甘，有消食健胃、活血散瘀，化痰行氣之功效。

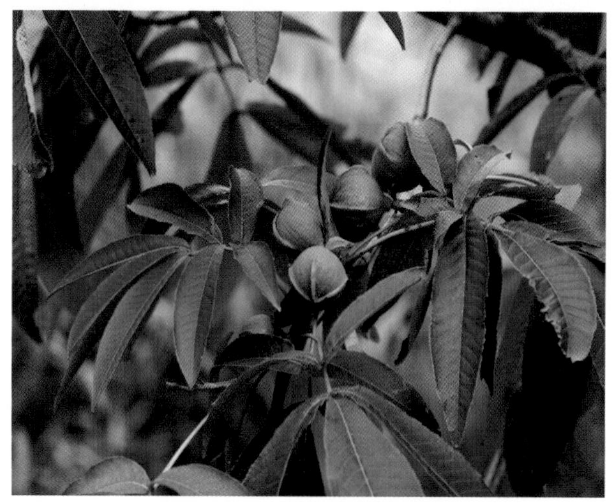

圖6-3 核桃，浙江臨安天目山（alchemist/攝）

核桃又稱胡桃、羌桃，性溫，味甘，有健胃、補血、潤肺、養神等功效。核桃既可以生食、炒食，也可以榨油、配製糕點、糖果等。

富、美味可口的食物，也是有良好治病效果的中藥。《紅樓夢》第八十回記載這樣一件事，賈寶玉到天齊廟去燒香還願，問廟中賣膏藥的王道士有沒有治女人「嫉妒病」的方子。王道士說：「這貼妒的膏藥倒沒經過，有一種湯藥，或者可醫。」「這叫做『療妒湯』：用極好的秋梨一個，二錢冰糖，一錢陳皮，水三碗，梨熟爲度，每日清晨吃這麼一個梨，吃來吃去就好了。」這雖然是臨時湊趣謅出來的笑話，卻告訴了我們梨的妙用。梨是秋冬之際最常見的水果，也是潤肺化痰的中藥。在「療妒湯」中，梨性甘、寒、微酸，能潤肺清心、化痰止咳；冰糖性甘平，補中益氣，和胃潤肺，止咳化痰。而陳皮性苦、辛而溫，能泄能散，理氣燥濕，健脾和中。方子中這三味平淡之品雖不能眞的治療嫉妒病，但善妒之人易積內火，而梨和冰糖有涼潤心肺之火的作用，只不過性甘寒，久服不免生濕，所以再配以燥濕之陳皮。這種配伍精良的食方中醫中有很多，都是長服久服，有益而無害的。（圖6-1）（圖6-2）（圖6-3）

梨的藥用，在《名醫別錄》、《備急千金要方》中都有記載，《食療本草》也說：「胸中痞塞熱結者，可多食好生梨即通。」《本草綱目》說：「梨處處皆有，而種類殊別，醫方相承，多用乳梨、鵝梨……俱爲上品，可以治病。」冰糖蒸梨是中國傳統的食療補品，可以滋陰潤肺，止咳祛痰，對嗓子具有良好的潤澤保護作用。把梨洗淨，去皮，切成塊，在鍋中加入少量的水，沒過梨即可，把梨放進去，大火燒開。然後加入冰糖，改中火，冰糖完全溶化後改小火燉二十分鐘，關火，就做成了。又像「雪梨蘿蔔湯」，把雪梨去皮，洗淨切片，蘿蔔洗淨切片，同放於砂鍋中，加清水大火燒開後，加入冰糖，煮至酥爛，可用於熱病初期，治口舌生瘡，口腔糜爛。（圖6-4）

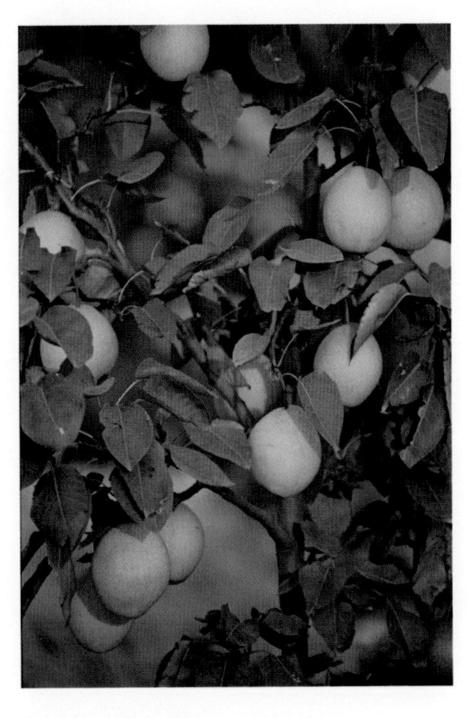

圖6-4 梨（郭建設/攝）

薔薇科植物梨樹的果實，有潤肺清心、清痰止咳、退熱解毒的功效，還有利尿潤便的作用。

食補在中國有著悠久的歷史。早在《素問・五常政大論》裏就說：「大毒治病，十去其六；常毒治病，十去其七；小

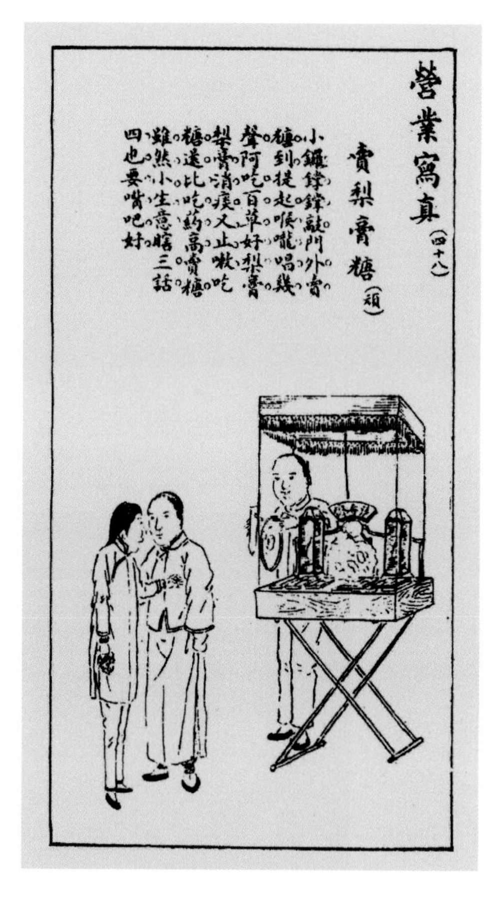

圖6-5 清代營業寫眞：賣梨膏糖

毒治病，十去其八；無毒治病，十去其九。穀肉果菜，食養盡之，無使過之，傷其正也。」文中所說的「大毒」、「常毒」、「小毒」指的都是藥物，古人把「藥」稱爲「毒藥」。而「穀肉果菜，食養盡之」，則指的是食補或食療。還有《素問．藏氣法時論》裏的「五穀爲養，五果爲助，五畜爲益，五菜爲充」，更進一步說明了穀物、水果、蔬菜、肉類的不同食養作用。唐代孫思邈在《備急千金要方》食治篇說：「夫爲醫者，當須先洞曉病源，知其所犯，以食治之。食療不愈，然後命藥。」也談及了食療的作用。以後像《食療本草》、《食性本草》等都系統記載了一些食物藥及藥膳方。宋代的《聖濟總錄》專設食治一門，介紹各種疾病的食療方法。元代太醫忽思慧編撰的《飲膳正要》，對常人的飲食作了很多的論述，是中國現存第一部完整的飲食衛生和食療專書，也是一部頗有價值的古代食譜。明代李時珍的《本草綱目》收載了穀物、蔬菜、水果類藥物幾百種，都可以食療使用。（圖6-5）（圖6-6）

食補兼有「養」和「療」兩方面的作用，最大優點就是「有病治病，

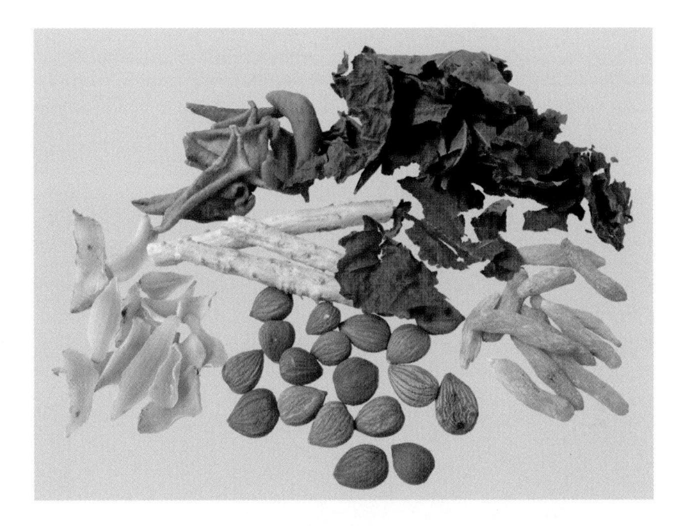

圖6-6　清燥潤肺茶原料：百合、沙參、杏仁、麥冬、桑葉、雪梨皮

無病強身」。近代醫家張錫純在《醫學衷中參西錄》中曾指出：食物「病人服之，不但療病，並可充飢；不但充飢，更可適口，用之對症，病自漸愈，即不對症，亦無他患」。在食補中首先要做到「食不偏嗜」，也就是飲食要多樣化，合理地搭配粗細、葷素，並不是只吃「膏粱厚味」就好。中醫以五味概括各種食物及其特點，認為各種食物的攝取都不能有偏；如果長期偏食，就會影響正常生理狀態甚至生發疾病。所以《黃帝內經》說：五味之中的酸味太過，就會肝臟津液過盛，脾氣就會滅絕；鹹味太過，就會腰部大骨受傷，肌肉短縮，心氣抑鬱；甜味太過，就會氣喘胸悶，面部色黑，腎氣失去平衡；苦味太過，就會脾不濡潤，胃部脹滿；辛味太過，就會筋脈縱弛廢壞，精神耗傷而盡。還說：吃鹹味的東西過多，就會血脈凝澀不暢而面色發生變化；吃苦味的東西太多，就會皮膚枯槁而寒毛脫落；吃辛味的東西過多，就會筋脈拘急，指甲不潤澤。（圖6-7）（圖6-8）（圖6-9）（圖6-10）

其次要做到飲食有節。飲食適度，是保證合理膳食的重要內容之一。

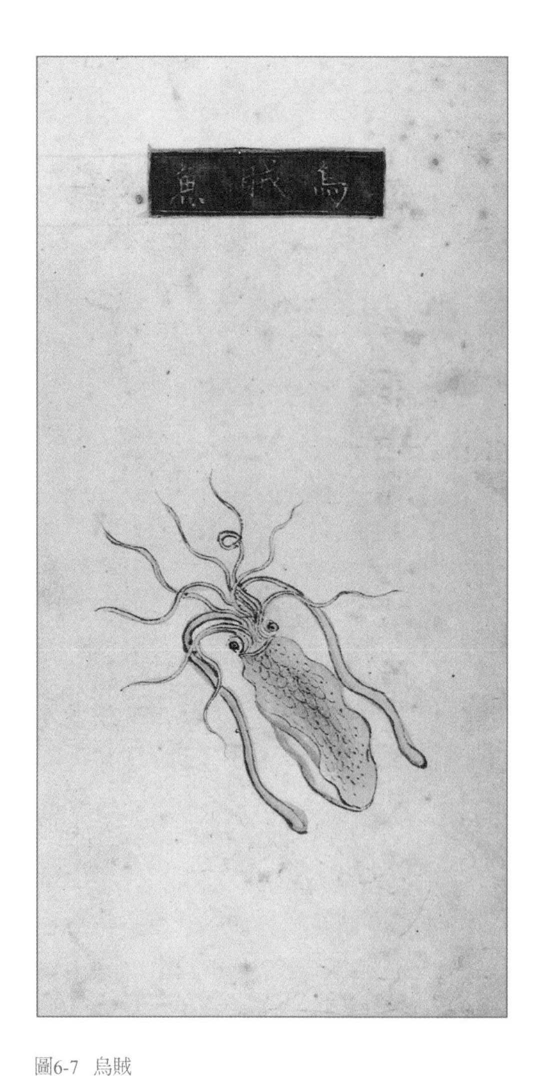

圖6-7 烏賊

又稱墨魚、墨斗魚，不但味鮮美爽口，還是一種高蛋白低脂肪滋補食品，具有較高的營養和藥用價值。

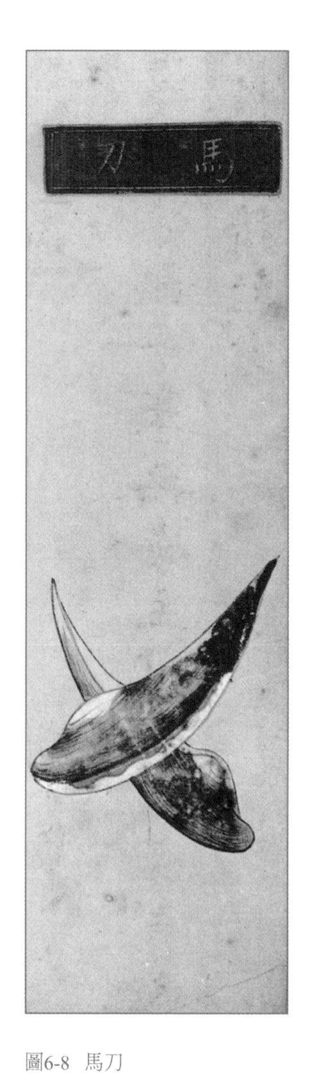

圖6-8 馬刀

又名馬蛤，《神農本草經》記載其主治癭瘤、痰飲、淋病、吐血、衄血、眩暈、耳鳴等。

《黃帝內經》說，飲食「勿使過之，傷其正也」，又說「飲食自倍，腸胃乃傷」。對於飲食營養過於豐盛造成的嚴重後果，《壽世保元》指出：「恣口腹之欲，極滋味之美，窮飲食之樂，雖肌體充腴，容色悅澤，而酷

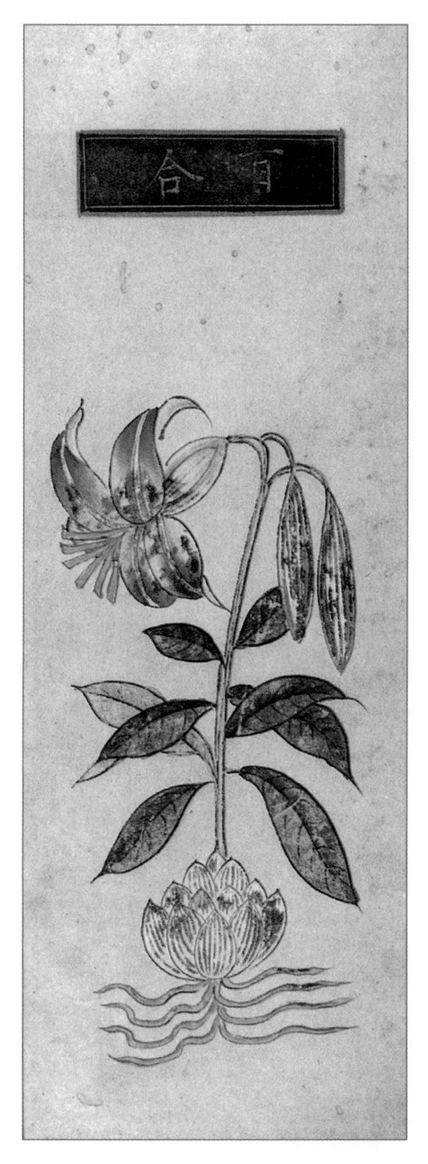

圖6-9　百合

百合是百合科百合屬多年生草本球根植物，性微寒平，具有清火、潤肺、安神的功效，其花、鱗狀莖均可入藥，是一種藥食兼用的花卉。

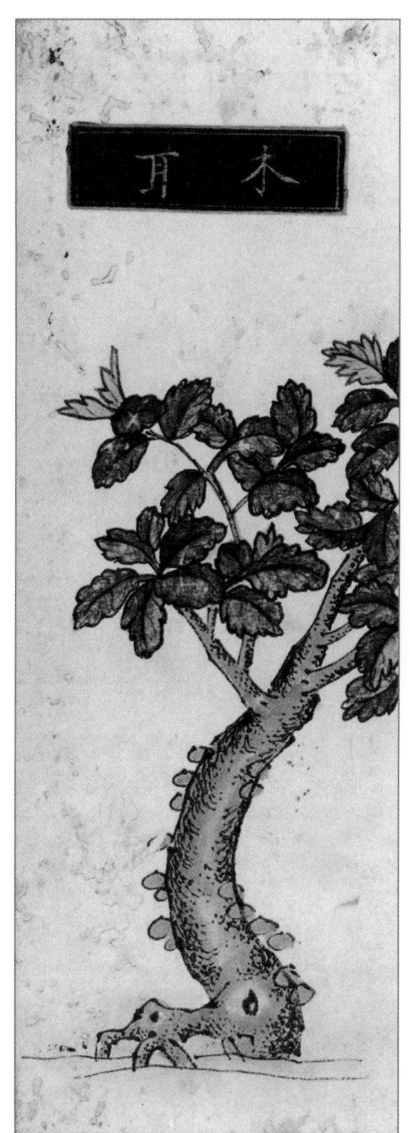

圖6-10　木耳

木耳別名黑木耳、光木耳。木耳中鐵的含量極爲豐富，常吃木耳能補血養顏，令人肌膚紅潤，容光煥發，並可防治缺鐵性貧血。

烈之氣，內蝕臟腑，精神虛矣！」那麼，怎樣才算是做到飲食有節呢？《飲膳正要》概括得最準確最精練：「善養性者，先飢而食，食勿令飽；先渴而飲，飲勿令過。食欲數而少，不欲頓而多。」也就是說，當我們感到飢餓時再吃，一次不要吃得太飽；當我們感到口渴時再喝水，一次不要飲得太多。每天吃飯的次數可以多一點，但每次吃的要少，不要次數少卻每頓飯吃得過多。古人的這些論述，至今對我們特別是對老年人仍有教益。

一靜一動皆養生

中醫養生歷史悠久，內容豐富，是中國傳統文化的瑰寶。早在二千多年前的《黃帝內經》中就說：「恬淡虛無，眞氣從之，精神內守，病安從來？」明確提出了養生應注重修養精神的思想。中醫養生以培養生機、預防疾病、爭取健康長壽爲目的，內容豐富多彩，技法浩繁多樣，於一靜一動當中皆蘊含著養生的道理。

中醫養生主張「適四時」，也就是要順應春夏秋冬四季氣候的變化。《素問・四氣調神大論》就提出了春季「養生」、夏季「養長」、秋季「養收」、冬季「養藏」的思想，也就是春生、夏長、秋收、冬藏。人們在春季要「夜臥早起，廣步於庭，被（披）髮緩形，以使志生」；在夏季要「夜臥早起，無厭於日，使志無怒，使華英成秀，使氣得泄」；在秋季要「早臥早起，與雞俱興，使志安寧，以緩秋刑，收斂神氣」；在冬季要「早臥晚起，必待日光，使志若伏若匿，若有私意，若已有得，去寒就溫」等等，人生活於自然之中，與大自然和諧一體，順應季節氣候是中醫養生最重要的內容。《呂氏春秋》也說養生在於「去害」，這個害，就是

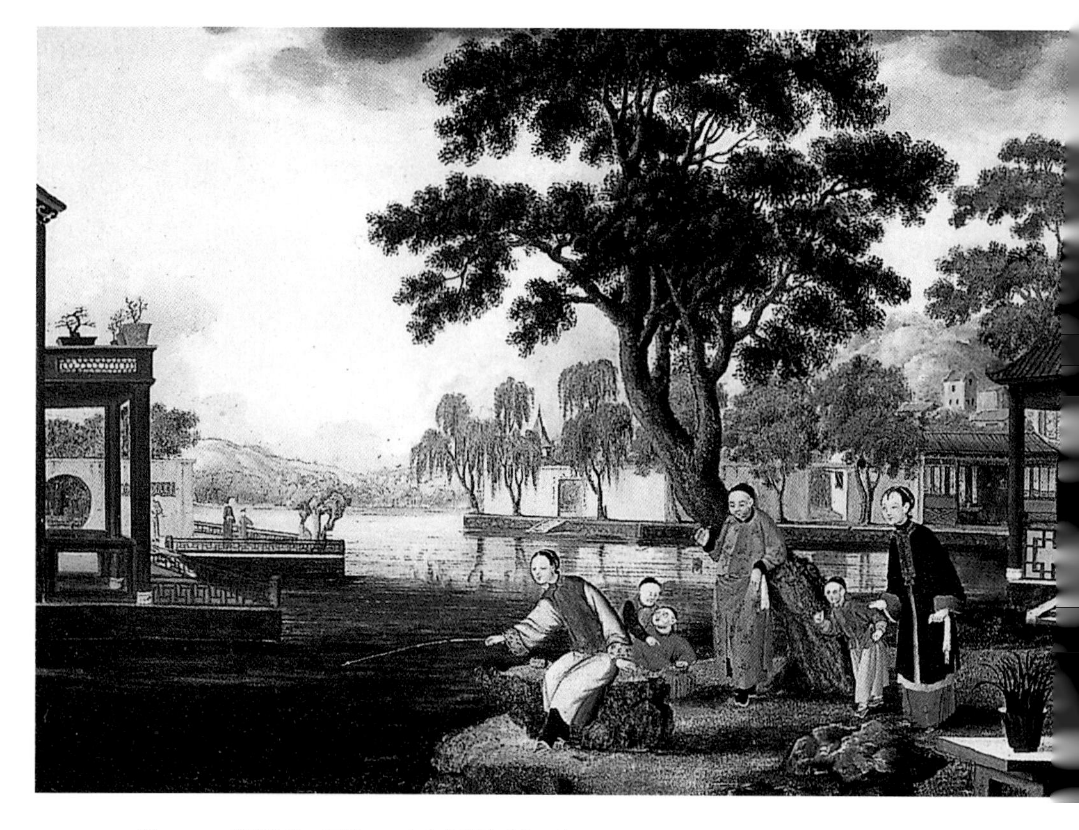

圖6-11　19世紀繪畫，夏天，一家人去湖邊垂釣，與大自然親密接觸，調節心情，愉悅身心

中醫所說的「非其時而有其氣」的大寒、大熱等反常氣候。（圖6-11）

中醫養生提倡「悅情志」，也就是要調節自己的情志變化，保持精神愉悅。所謂情志指的是喜、怒、憂、思、悲、恐、驚七種情志變化。七情分屬於五臟。《素問．陰陽應象大論》說：「人有五臟，化五氣，以生喜、怒、悲、憂、恐。」心在志表現爲喜，肝在志表現爲怒，脾在志表現爲思，肺在志表現爲悲（憂），腎在志表現爲恐（驚）。本來七情是人體對客觀外界事物和現象所作出的不同反映，一般不會致病。只有突然強烈

的情緒波動，如狂喜、盛怒、驟驚、大恐等才會導致疾病的發生；或者七情持續時間過久，也會傷人致病，如生活工作環境不理想、天災人禍降臨、經濟狀況變遷、家庭親人離散等等。這時七情會直接影響有關臟器而發病，因病由內而生，又稱「內傷七情」。

調節情志的方法很多：可以養靜藏神，《素問・痹論》說「靜則神藏，躁則消亡」，「靜」就是保持心境的安寧、愉快；可以動形怡神，通過散步、慢跑等體育鍛鍊，促進氣血流暢，煥發精神；可以移情易性，轉移不良情緒，如通過欣賞音樂、讀書吟詩、種花垂釣、琴棋書畫恢復愉悅平和的心境。南朝醫家陶弘景在《養生延壽錄》中提出：「養性之道，莫大憂愁大哀思，此所謂能中和，能中和者必久壽也。」「能中和」就是使情志調達順暢。（圖6-12）（圖6-13）

中醫養生重視「常運動」，認爲人是有機的整體，經常運動會精力充沛，身體健壯。早在漢代，華佗就提出「人體欲得勞動，但不得使極爾。動搖則穀氣得消，血脈流通，病不得生」。華佗所說的「勞動」就是今天

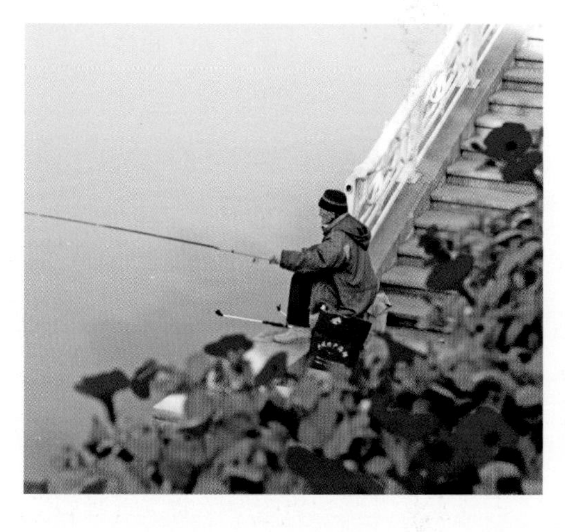

圖6-12　一位退休老人在天津海河親水平台上享受垂釣的快樂（李勝利/攝）

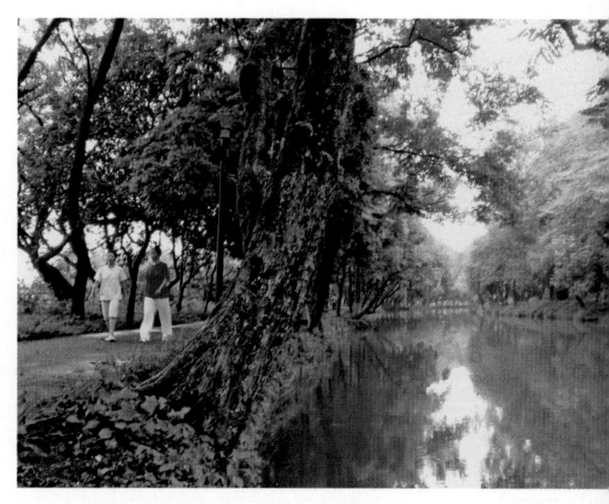

圖6-13　散步的路人，廣西桂林興安縣靈渠公園（黃焱紅/攝）

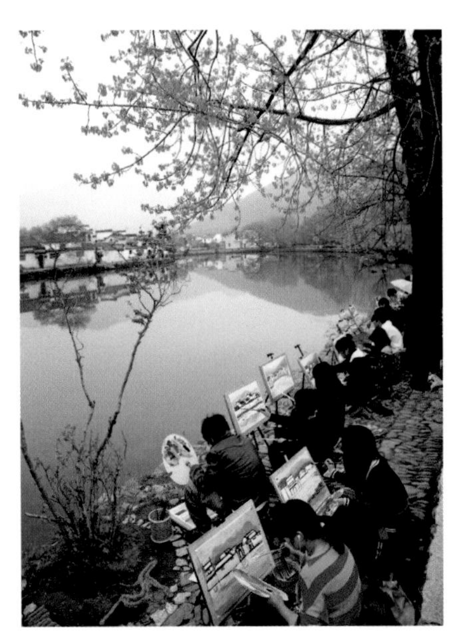

圖6-14　作畫的青年，安徽黟縣宏村（靖艾屏/攝）

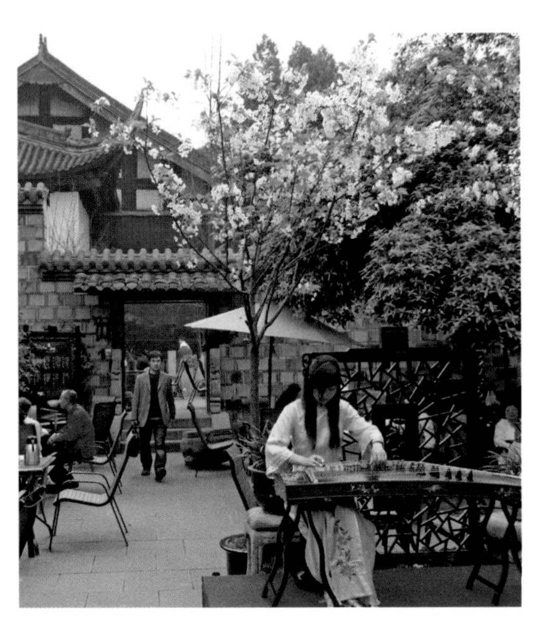

圖6-15　茶館裏彈古箏的女子，四川成都錦里古街（黎明/攝）

所說的運動，爲此他還編了五禽戲，這五禽是虎、鹿、熊、猿、鳥。身體不暢快的時候，只要做一禽之戲，就會汗出浸潤，身體輕便，腹餓欲食。孫思邈在《備急千金要方》中也說：「養性之道，常欲小勞，但莫大疲及強所不能堪耳。」他們在提醒人們經常活動筋骨以祛病延年的同時，也指出了一個必須注意的問題，就是運動要適量，不要使身體過度疲勞。（圖6-14）（圖6-15）

中醫養生強調「戒私欲」，也就是要求人具有高尚的情操，能淨化思想、純潔靈魂。孟子說「養心莫善於寡欲」。三國時期的嵇康在《養生論》裏也說善養生者「清虛靜泰，少私寡欲」，因爲知道追逐名利地位會傷害品德的修養，所以放棄而不去謀求；認識到魚肉厚味會傷害身體，所以放棄而不去吃它。又說要思想開朗無憂慮，心神安靜無雜念。孫思邈

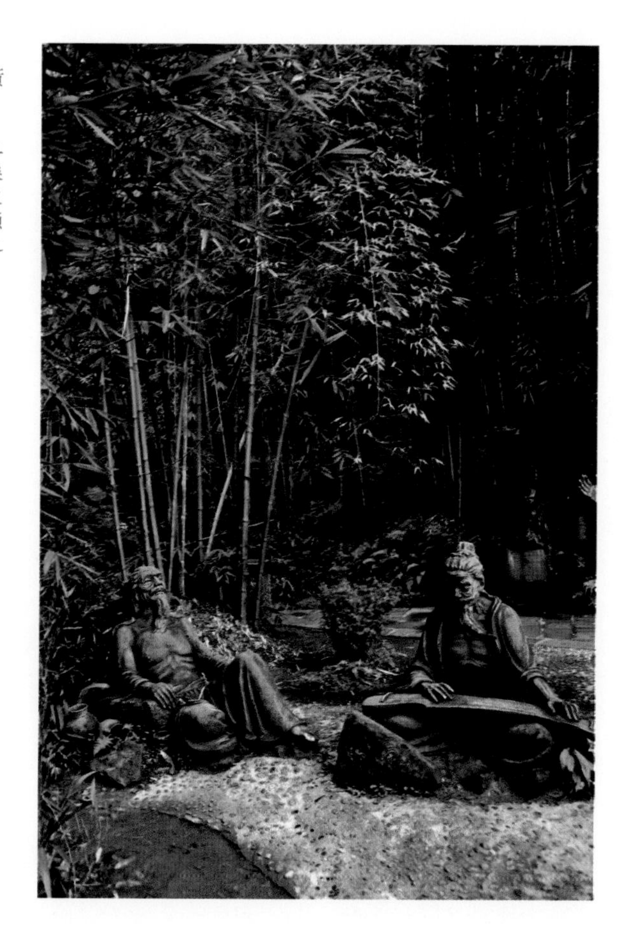

圖6-16　「竹林七賢」雕塑，四川宜賓蜀南竹海忘憂谷（黃金國/攝）

圖中撫琴者爲嵇康。嵇康是三國魏末文學家、思想家與音樂家，竹林七賢之一。除了在文學、音樂及哲學思想上造詣頗深外，嵇康還喜歡鑽研養生之道。

也說：「人不終眉壽，或致夭殁者，皆由不自愛惜，竭情盡意，邀名射利。」故善養生者「勿汲汲於所欲」，「旦起欲專言善事，不當先計較錢財」。（圖6-16）

中醫養生的理念還有很多，像對性生活要有節制，可以適當喝一些藥酒等等。總之，中醫的養生是以順應自然爲核心，德、形、神三者兼顧，即品德修養、身體鍛鍊與心理健康三者不可缺一，而且要「守之以一」——堅持長久。這些集中體現了中醫養生的智慧與成就。

五禽戲與運動養生

《呂氏春秋・盡數》上說：「流水不腐，戶樞不螻，動也。」這句話的意思是說流動的水不會發臭變質，經常轉動的門軸不會腐爛，比喻經常運動的東西不易受到侵蝕，可以保持長久不壞。中醫認為人的身體也是如此，「形不動則精不流，精不流則氣鬱」。因此，中醫主張運動，通過形體、筋骨的活動，使周身經脈貫通，營養整個機體，從而百脈通暢，臟腑諧調，達到「陰平陽秘」的平衡和諧狀態，保持旺盛的生命力。

在運動養生、預防疾病中最有代表性的就是五禽戲、導引、八段錦、太極拳、易筋經等。據說「五禽戲」是漢代名醫華佗發明的，由模仿五種動物的動作創編而成。《三國志・魏書・華佗傳》記載：「吾有一術，名五禽之戲。一曰虎，二曰鹿，三曰熊，四曰猿，五曰鳥；亦以除疾，並利蹄足。」發明五禽戲的目的就是通過肢體活動，從而達到祛除疾病，預防疾病的目的。五禽戲具有「外動內靜」、「動中求靜」、「動靜兼備」、「剛柔兼濟」的特點，每戲各有不同的要求。在練虎戲時要表現出虎的威武勇猛神態，做到柔中有剛，剛中有柔；練鹿戲時要體現鹿的靜謐恬然之

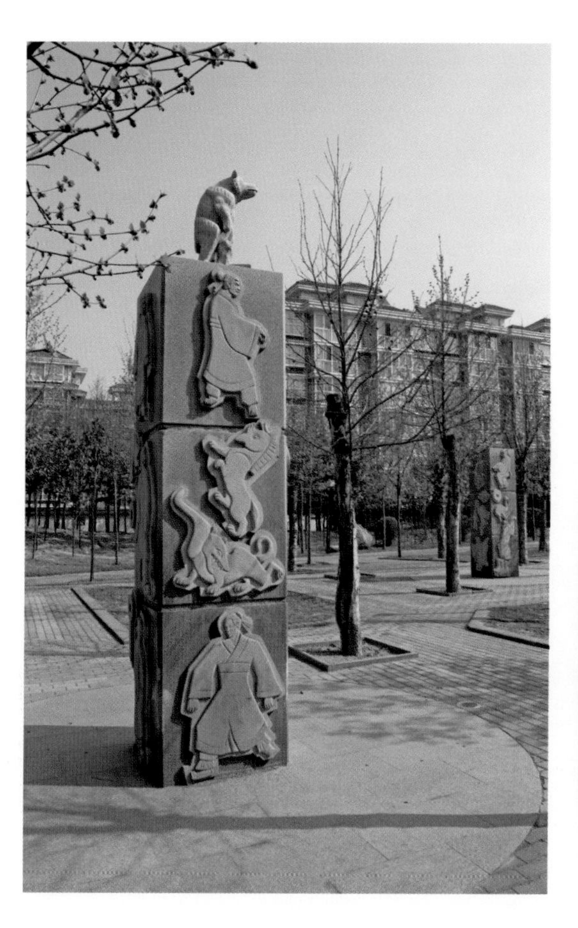

圖6-17　五禽戲，雕塑，河南許昌五禽戲樂園（聶鳴/攝）

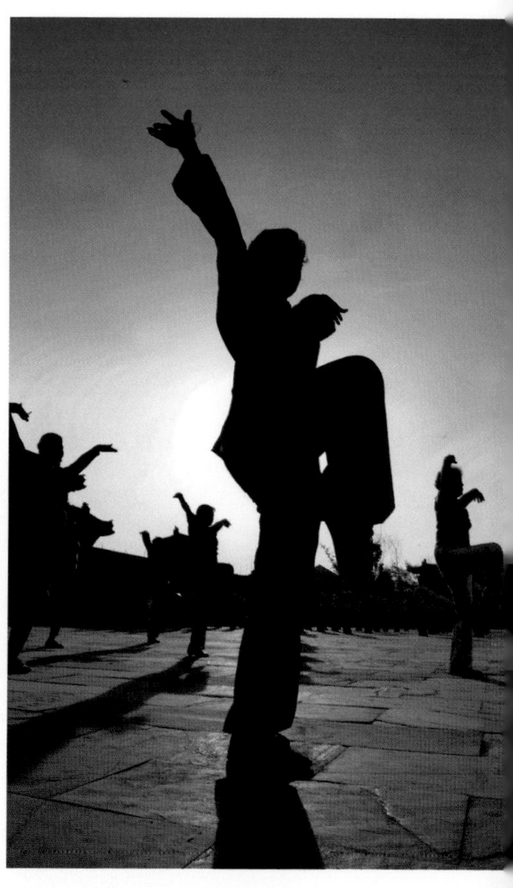

圖6-18　演練華佗五禽戲的市民，安徽亳州花戲樓廣場（張延林/攝）

態；練熊戲時要在沉穩之中寓有輕靈，將熊的剽悍之性表現出來；練猿戲時要仿效猿敏捷靈活之性；練鳥戲時要表現鳥展翅凌雲之勢，將形神融爲一體。經常練五禽戲可以活動關節，健腰強腎，疏肝健脾，補益心肺。（圖6-17）（圖6-18）

氣功也有悠久的歷史，但在古籍記載中很少見到「氣功」二字，有關

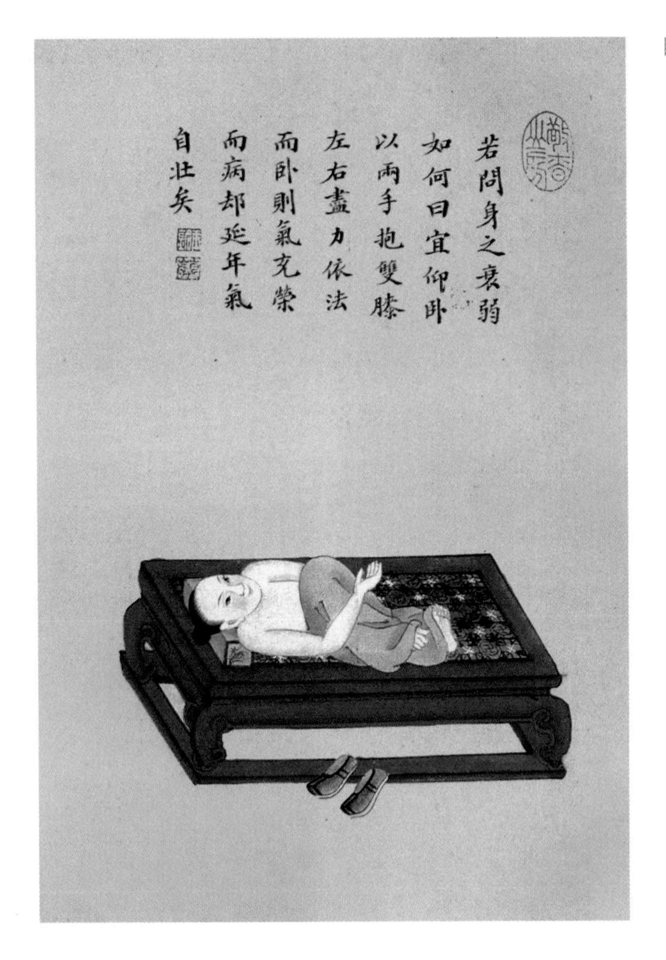

圖6-19 《導引圖》，［清］敬慎山房著

氣功的內容通常被稱爲吐納、導引、行氣、服氣等等。它是通過調神的自我鍛鍊，使自身氣機變得協調的一種鍛鍊方法。國外常把「氣功」譯爲「深呼吸鍛鍊法」，這是對氣功的眞諦尚未了解。實際上氣功的鍛鍊包括呼吸、體勢、意念三類手段，在調心、調身、調息的過程中要求做到：放鬆自然、意氣相隨、養練結合、動靜結合、循序漸進、因人而異、持之以恆。古代氣功一般劃分爲儒、醫、道、釋、武術五大派。儒家氣功以「修身養氣」爲目的；道家氣功講究「身心兼修」「性命雙修」等；佛家氣功

要求「煉心」以求精神解脫；武術氣功主要爲了鍛鍊身體和提高技藝；而醫家氣功則以防病、治病、保健強身爲宗旨。（圖6-19）（圖6-20）（圖6-21）

「八段錦」，顧名思義，是一套由八節動作編排而成的功法。「錦」本來是一種絲織品，柔和亮麗。人們常說的「錦上添花」、「繁花似錦」，都是用它來形容美好漂亮的東西。把健身的功法命名爲「八段錦」首先就給人以柔美的感覺。八段錦之名，最早見於北宋洪邁《夷堅志》，其文曰：「政和七年（1117），李似矩爲起居郎……似矩素於色簡薄，多獨止於外舍，仿方士熊經鳥伸之術，得之甚喜……嘗以夜半時起坐，噓吸按摩，行所謂八段錦者。」八段錦（站勢）是由兩臂上舉，單臂上舉，馬步左右開弓，頭部左右旋轉，搖頭擺臀，彎腰兩手攀足，馬步左右出拳，足跟上提等八個動作組成，是古

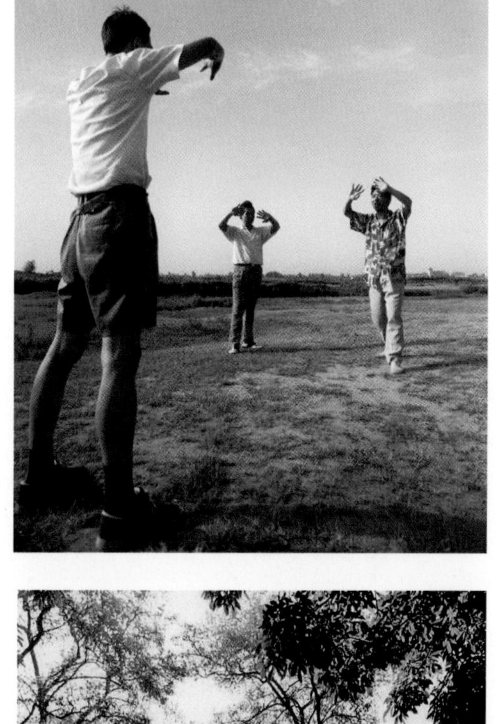

圖6-20 清晨練氣功的男子，河南洛陽（蕭律/攝）

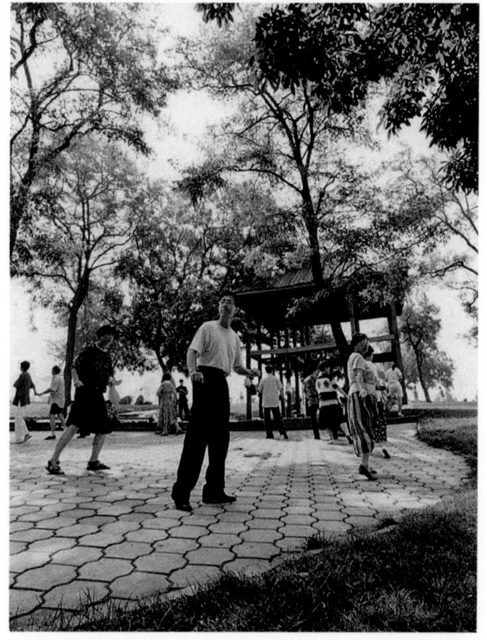

圖6-21 公園內練氣功的人們（劉峰/攝）

代養生導引術的一個重要分支；在宋代形成多個派別，有曾訴八段錦、鐘離八段錦、竇銀青八段錦多套；在明清得到充分發展，有各種歌訣同時流傳。由於這套功法動作全面，具有簡單易學、上口易記、醫療保健功效顯著的特點，又特別適宜老年人練習，因此傳播廣泛，影響深遠。八段錦的體勢有坐勢和站勢兩種。坐勢練法恬靜，運動量小，適於起床前或睡覺前鍛鍊。站勢運動量大，適於各種年齡的人鍛鍊。

太極拳也是中醫傳統的健身運動之一。它吸收了明代各家拳法之長，特別是戚繼光的三十二勢長拳，又結合了古代導引、吐納之術，並吸收了中國古代的陰陽學說和中醫經絡學說，講究意念引導氣沉丹田，心靜體鬆，重在內壯。

關於太極拳的起源，大致有唐朝許宣平，宋、明朝張三豐（據傳張三豐活了二百一十二歲，是歷史上罕見的長壽之人）和清朝陳王廷和王宗岳等不同說法。而實際上太極拳是在不斷開發、總結前人成果，整理、創新而成的，並非一人所創。（圖6-22）

太極拳的運動特點是中正安舒、輕靈圓活、鬆柔慢勻、開合有序、剛柔相濟。動如「行雲流水，連綿不斷」，有音樂的韻律，哲學的內涵，美的造型，詩的意境。講求「以柔克剛，以靜待動，以圓化直，以小勝大，以弱勝強」，頗有《孫子兵法》的眞諦，使人在練拳的享受中防治疾病，調養身心。太極拳有多種流派：陳式、楊式、孫式、吳式、武式以及武當等多種流派。為了便於在廣大群眾中推廣，1956年中國在楊式太極拳的基礎上，選取二十四式，編成「簡化太極拳」，至今已盛行於國內外，深受人們的喜愛。（圖6-23）（圖6-24）

圖6-22　太極拳圖譜，河南焦作市溫縣陳家溝（裴振喜/攝）

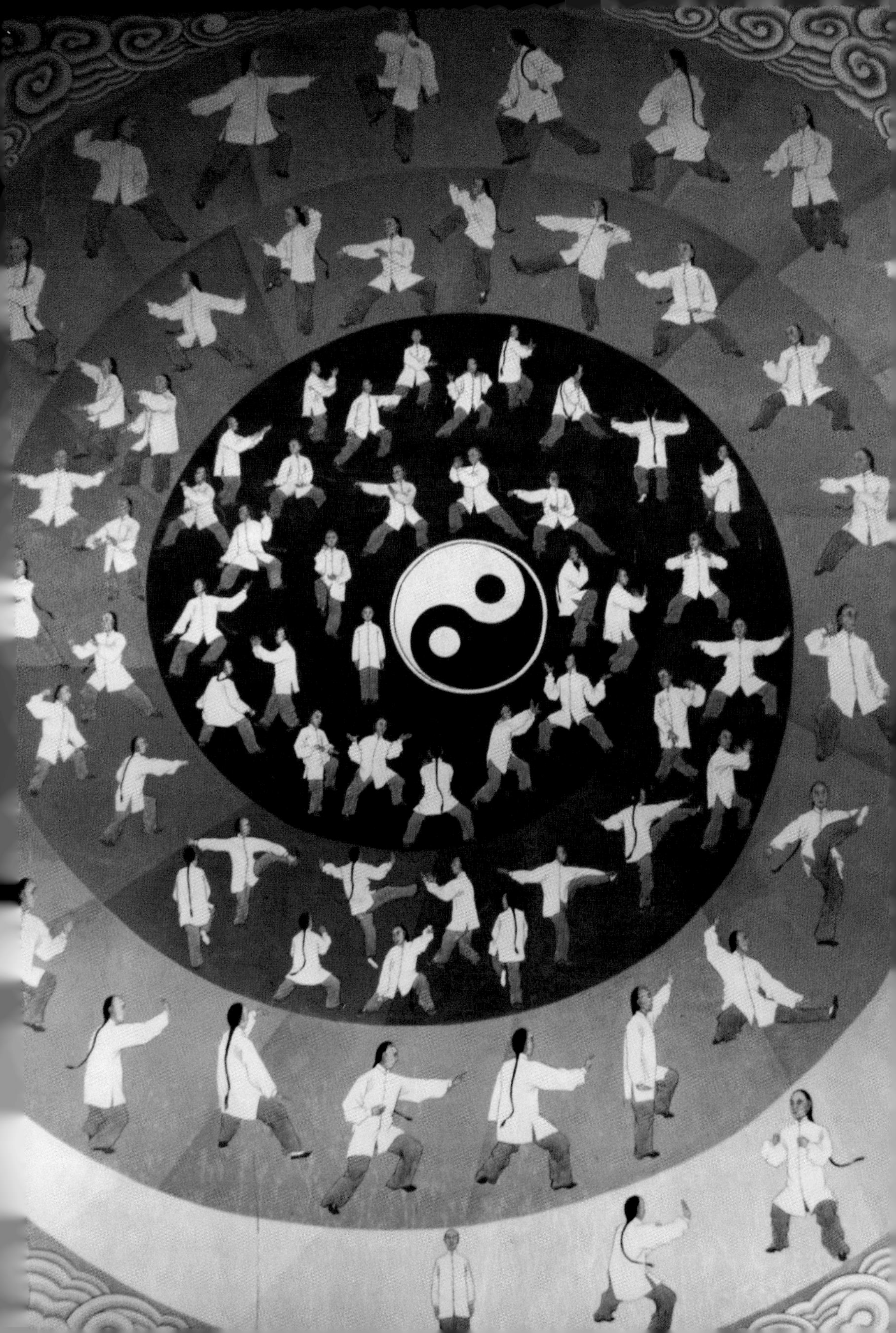

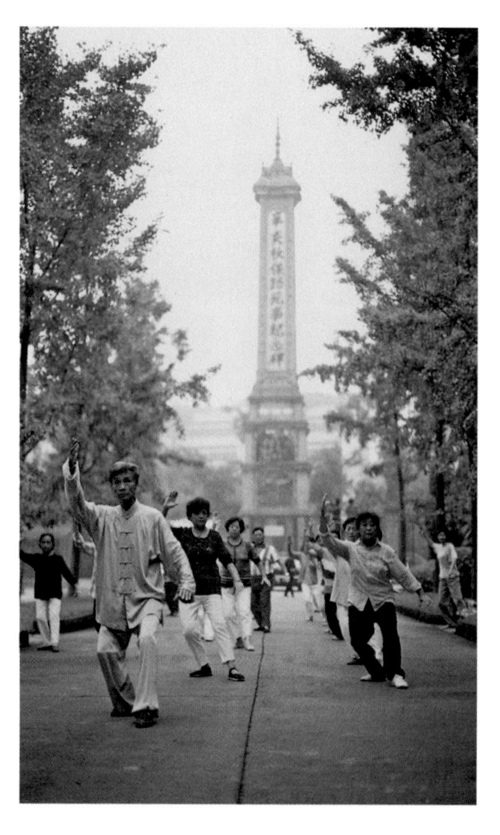

圖6-23　人們在保路運動紀念碑前打太極拳，四川成都（王熙維/攝）

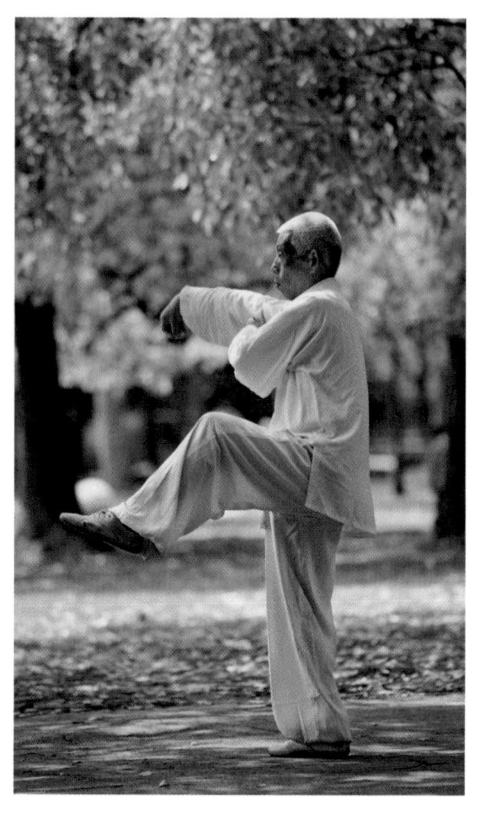

圖6-24　一位白衣長者在公園裏打太極，上海（劉偉雄/攝）

從「五禽戲」起，中醫在預防醫學，特別是在運動養生、預防疾病方面不斷探索，不斷推出人們喜聞樂見、易學易練的多種形式的拳法、功法，成爲中醫預防疾病、健體強身的一朵奇葩。

參考文獻

[1] 李經緯。中國醫學通史（古代卷）[M]。北京：人民衛生出版社，2001。

[2] 司馬遷。史記・五帝本紀・補三皇本紀・扁鵲傳[M]。北京：中華書局，1982。

[3] 劉安。淮南子（諸子集成本）[M]。北京：中華書局，1986。

[4] 呂不韋。呂氏春秋（諸子集成本）[M]。北京：中華書局，1986。

[5] 張燦甲。針灸甲乙經校注[M]。北京：人民衛生出版社，1996。

[6] 班固。漢書[M]。北京：中華書局，2000。

[7] 劉向。說苑・辨物[M]。北京：中華書局，1987。

[8] 范曄。後漢書・方術列傳[M]。北京：中華書局，2010。

[9] 龍伯堅。黃帝內經・素問集解[M]，黃帝內經靈樞集解[M]。天津：天津科學技術出版社，2004。

[10] 張仲景。傷寒論[M]。北京：學苑出版社，2009。

[11] 張仲景。金匱要略[M]。北京：學苑出版社，2008。

[12] 劉渡舟。傷寒論臨證指要[M]。北京：學苑出版社，1993。

[13] 張瑞賢。走進《本草綱目》之門[M]。北京：華夏出版社，2006。

[14] 孫思邈。備急千金要方[M]，備急千金翼方[M].北京：人民衛生出版社，1982。

[15] 許慎。說文解字[M].北京：中華書局，2009。

[16] 忽思慧。飲膳正要[M]。北京：中國中醫藥出版社，2009。

[17] 劉昫。舊唐書・孫思邈傳[M]。北京：中華書局，1975。

[18] 丹波元胤。中國醫籍考[M]。北京：學苑出版社，2007。

[19] 脫脫。金史・劉完素傳[M]。北京：中華書局，1975。

[20] 曹雪芹。紅樓夢[M]。長春：長春出版社，2006。

責任編輯　雪　兒
封面設計　陳德峰

中華文化基本叢書——05

書　名　**自然之道：中國醫藥**
著　者　崔錫章
出　版　三聯書店（香港）有限公司
香港北角英皇道499號北角工業大廈20樓
20/F., North Point Industrial Building,
499 King's Road, North Point, Hong Kong
香港發行　香港聯合書刊物流有限公司
香港新界大埔汀麗路 36 號 3 字樓
版　次　2014 年 10月香港第一版第一次印刷
規　格　16 開（165 × 230 mm）164 面
國際書號　ISBN 978-962-04-3501-0

本書原由北京教育出版社以書名《中華文明探微系列叢書（18種）》出版，經由原出版者授權本公司在除中國內地以外地區出版發行。